巴渝名医
温病拾遗

主　编　段亚亭　肖战说　邹建华

副主编　王姝彦　王处渊　李田田

编　委（按姓氏笔画排序）

刘　陈　李姝琨　陆绿青　林建国

段　砚　黄淑霞　康潇予　翟吴剑文

全国百佳图书出版单位
中国中医药出版社
·北京·

图书在版编目（CIP）数据

巴渝名医温病拾遗 / 段亚亭，肖战说，邹建华主编 .—北京：中国中医药
出版社，2022.11

ISBN 978-7-5132-7797-6

Ⅰ . ①巴… Ⅱ . ①段… ②肖… ③邹… Ⅲ . ①温病—
中医治疗法—医案—汇编—中国—现代 Ⅳ . ① R254.2

中国版本图书馆 CIP 数据核字（2022）第 165874 号

中国中医药出版社出版

北京经济技术开发区科创十三街 31 号院二区 8 号楼
邮政编码 100176
传真 010-64405721
三河市同力彩印有限公司印刷
各地新华书店经销

开本 710×1000 1/16 印张 16.25 字数 232 千字
2022 年 11 月第 1 版 2022 年 11 月第 1 次印刷
书号 ISBN 978-7-5132-7797-6

定价 68.00 元
网址 www.cptcm.com

服 务 热 线 010-64405510
购 书 热 线 010-89535836
维 权 打 假 010-64405753

微信服务号 zgzyycbs
微商城网址 https://kdt.im/LIdUGr
官 方 微 博 http://e.weibo.com/cptcm
天猫旗舰店网址 https://zgzyycbs.tmall.com

如有印装质量问题请与本社出版部联系（010-64405510）

编写说明

1. 在整理过程中为忠实名老中医的原意，入选的文章及医案基本保持原貌，仅对标点、错别字、引文等进行订正。

2. 由于医家提供的医案跨度时间较长，剂量有钱或克，保持原貌不作统一。

3. 作者原有按语统一名为"原按"，编者对医案的点评统一名为"编者按"。

4. 由于是近半个世纪前的文字，许多检查指标已无参考价值，为保持原貌不作更改，部分检验指标单位循旧。

5. 选编了部分科研论文，反映了在条件局限的时期中医科研工作者们对于中医科研孜孜不倦的求索精神。

6. 通过查阅相关名人词典、县乡志、院志、校志等资料，于每篇文章后附作者简介，但仍有部分作者生平不详。

编者

2022 年 3 月

编写说明

自　序

自己亥隆冬至今，新冠肺炎疫情肆虐蔓延已三载有余。在无特效药的情况下，中医药全程参与，边治疗边总结，取得了非凡成效！中医药治疗疫病有着千年的历史，积累了丰富的治疗经验，早在《素问·刺法论》即有载："五疫之至，皆相染易，无问大小，病状相似。"疫病相当于现代医学的急性传染病，性质温热的属温病范畴。历代医家孜孜以求不断探索，使理论代有发展，体系逐渐完备。新中国成立后将温病学理论创新性地运用在流行性乙型脑炎、肠伤寒、疟疾、细菌性痢疾等传染病中均取得了满意疗效。重庆的中医工作者攻坚克难，对温病学进行了深入研究，其科研成果居全国前列。

重庆古称巴渝，巴山蜀水的优渥自然条件不仅孕育了多种道地药材，也培养了众多的中医人才。在 20 世纪 70 年代后期，重庆中医工作者从温热病急症的治疗着手，以急性感染性疾病所导致的高热、休克、昏迷等作为主要研究方向，运用温病学理论深入剖析疾病机理，侧重于清气、清营、凉血、开窍等治法，还研制出了多种中成药。这一时期，我曾组织邀请多位名老中医参加了经验交流会，并整理了相关的学术资料，其中 1978 年及 1979 年两年中着重研讨了温病学的许多重要问题，涌现了许多新观点。现在翻阅这些资料，许多观点仍有着一定的现实意义，对于治疗温病仍有着重要指导作用，尤其如今新冠仍显猖獗，其更显珍贵！故强撑病体，在众中医才俊们的协助下，将这些资料分门别类进行整理，共分辨治精思、医理阐微、科研求索、临证传真四部分，以期反映出当时重庆名老中医们对于温病学的思考。

我虽垂垂老矣，但活一天就要为中医奋斗一天，愿本书的出版能为中医学再作贡献！由于时间仓促，缺点谬误在所难免，望阅者指正！

段亚亭

壬寅春

目　录

辨治精思

卫气营血辨证机要 …………………………………… 3

卫气营血纲领初探 …………………………………… 6

卫气营血辨证在临床上的指导意义 ……………………… 9

卫气营血治法简述 …………………………………… 11

对卫气营血的几点认识 ……………………………… 15

卫气营血源流探讨 …………………………………… 16

卫气营血辨证临证运用 ……………………………… 19

卫气营血缓冲区的设想 ……………………………… 25

热病卫气营血三期辨证探讨 …………………………… 28

营血分病变及活血化瘀法 …………………………… 31

医理阐微

寒温之别 …………………………………………… 37

《伤寒论》治温诸法 ………………………………… 39

浅谈《伤寒论》温清并用法 …………………………… 43

治温之要 …………………………………………… 49

风温湿温诊治简要 …………………………………… 53

湿温病辨治要点 ……………………………………… 56

温热病辨证施治要点 ………………………………… 60

温热闭脱浅识及其治验 ……………………………… 62

温病痉厥闭脱辨治初探 ·································· 65

闭脱痉厥辨 ·· 71

暑温病与乙型脑炎 ·· 74

邪毒与感染性休克 ·· 79

导毒化瘀法的临床运用 ·································· 85

温热病治未病思想 ·· 93

升降散与温病 ·· 97

科研求索

卫气营血在内科热病的辨证论治规律探讨 ··············· 113

以清热解毒法为主治疗几种急性感染性疾病的疗效观察 ··· 125

专用清热解毒和益气养阴法治疗感染性休克的初步探讨 ··· 130

以中医药为主治疗小儿温病的临床研究 ··············· 135

小儿温病 80 例临床疗效观察 ··························· 140

重庆地区乳幼儿病毒性肺炎中西医分型与治疗 ········· 144

中西医结合治疗流行性乙型脑炎的点滴体会 ··········· 151

应用"三宝"治疗小儿流行性乙型脑炎的点滴体会 ······· 161

清热宣肺、活血化瘀治疗小儿肺炎 ··················· 163

对清热解毒中草药药理作用的一些看法 ··············· 169

脱落细胞学在温病舌象的实验观察 ··················· 172

"抗炎"Ⅰ号治疗急性感染的临床观察 ················· 180

银柴合剂治疗上呼吸道感染的临床观察 ··············· 186

醒脑静退热的临床研究 ································· 188

青蒿素治疗高热的退热疗效观察 ····················· 192

临证传真

风温 ··· 197

春温 …………………………………………………………… 201

暑温 …………………………………………………………… 209

伏暑 …………………………………………………………… 225

秋燥 …………………………………………………………… 230

烂喉痧 ………………………………………………………… 232

麻疹 …………………………………………………………… 237

痢疾 …………………………………………………………… 241

痉病 …………………………………………………………… 243

中风 …………………………………………………………… 246

虫证 …………………………………………………………… 248

目录

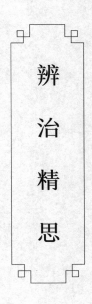

辨治精思

卫气营血辨证机要

◎ 熊寥笙

　　卫气营血，是清代温病学家叶天士关于温病辨证的纲领。什么是卫气营血？历代医家各有不同的理解，有先说明的必要，借以澄清一些模糊观念。卫气营血的名称，首见于《黄帝内经》，所论多指生理功能。《营卫生会》篇曰："人受气于谷，谷入于胃，以传于肺，五脏六腑，皆以受气。其清者为营，浊者为卫，营在脉中，卫在脉外。"所谓"卫"者，水谷之悍气；"气"者，上焦开发，宣五谷味，熏肤、充身、泽毛，若雾露之溉，是为气；"营"者，水谷之精气；"血"者，中焦受气取汁，变化而赤，是为血。四者都是从饮食营养中来，它们是补充机体所需的物质基础。人之未生，先天育之；人之既生，后天养之。脾胃为水谷之海，化生营卫气血之源，四肢百骸，皆赖以养。气血是先天之名，营卫是后天之称。先天的气血，是禀天地父母之阳气阴血，以后天所生的水谷精气养其血，又以悍气养其气。水谷精气所养之血为营，与先天之血相合，流行于脉中。又以悍气所养之气为卫，与先天之气合，运行于脉外。是以营卫气血，本是同源。卫是附于气的，营是附于血的。卫气有护卫和调节机体功能的作用，营血有营养和补充机体物质的作用。"气为血帅"，气是血的动力，气行则血行；"血为气母"，气必须依赖于营血才能发挥作用。它们的关系是，血液营养组织器官而产生功能活动；功能的正常活动，又推动了血液的运行。这样，保持着互相对立、互相依赖的关系。叶氏根据《内经》的卫气营血学说，引申其意，用以阐明温病过程中的病理变化及病变的证候类型，作为辨证纲领。

　　卫气营血，是辨别温病发生和发展的病变深浅不同的四个层次和阶段。最浅是卫分，其次是气分，再次是营分，血分最深。卫和气是无形的气机，营和血是有形的物质，故卫、气属阳，营、血属阴。卫与气同为气机，但其间又有表里之分，卫主表而气主里，故卫是气的浅层。营与血同源于水谷精微，但生成有先后，营为血中之气，故营为血的浅层。所以叶氏说："大凡看法，卫之后，方言气；营之后，方言血。"就是从卫气营血的生理、病理方面，进而概括温病的深浅层次与温病证候的相互传变。

温病初起，卫分首先受邪。卫即卫外阳气的最表层。邪伤卫分，发热必兼恶寒。温为阳邪，发热重，恶寒轻，多微汗，头痛，苔薄白，舌质边、尖红，脉浮。发热恶寒，为病邪在表之标志。此时病机在卫在表，治疗宜用泄卫透汗法。所以叶氏说："在表汗之可也。"但温病发热，易伤津液，切忌辛温发汗，如麻黄桂枝之类，而宜辛凉解表。

邪留卫分，郁而不解，或因治疗有误，势必向里传变，而入气分。温邪入于气分，恶寒必消失，但发热，或竟恶热，汗出，口渴，气粗，或潮热谵语，便秘，小便黄赤。邪犯气分，苔色必由白转黄，或黄燥；脉洪大或数实。凡是邪不在卫，而又非营血病变的一切证候，皆属气分范围。气分病变，相当于伤寒阳明病，阳明为津液所生病，邪传气分不解，高热伤津，势必损伤营阴而传变。叶氏说："到气才可清气。"指出气分病的治法，以清气为主，病已入里化热，就不可用汗法了。

邪在气分不解，必传入营分。营为水谷之精气，注于脉中，化生为血而营养全身。邪热入于营分，则营阴受损，故出现热灼营阴的见症。营气通于心，营分有热，心神被扰，则心烦不寐，甚则谵语烦躁，神昏肢厥。身热夜甚，反不甚渴。如热伤血络，则斑疹隐隐，舌质红绛，脉数。病机在营，治疗以清营泄热为主。营分之热，多从气分传入，在其初入营分之时，犹可外透，使其转出气分而解。热入营分，不可过用寒滞之品。所以叶氏说："入营犹可透热转气。"这是对病在营分的治疗原则。

营分之邪不解，则必进一步深入血分。血为营气所化，运行脉中，周流不息。邪入血分，除具有热入营分的烦扰不寐、身热夜甚、口不甚渴等症外，因邪热入心，迫血妄行，一般多有吐血、衄血、便血以及斑疹外发等证候。血热炽盛，扰乱心神，则躁扰发狂，神昏瘛疭。心主血，舌乃心之苗，血热甚，舌色深绛或紫晦，脉弦数或细数。病在血分，治疗以凉血解毒为主。叶氏说："入血就恐耗血动血，直须凉血散血。"这是对病在血分的治疗原则。

　　凡是热病都传经。何谓传经？就是病邪从外侵入，向里发展的过程。病之所以传变，主要是正气虚，邪气盛，即《内经》所谓："邪之所凑，其气必虚。"假如正气盛，邪气衰，就不传或少传，病就可以转愈。此外，误汗、误下、误补也是导致疾病传变的因素。温病的传变，一方面视邪犯卫气营血之轻重；另一方面，以正气之盛衰和邪气之强弱，相互之间的消长关系为转移。治伤寒宜护阳，治温病宜存阴。伤寒病，以阳气消长为安危；温热病，以津液存亡决生死。温病邪入气分，阳盛耗津，如不"清气保津"，把住阳明这一关口，必至阳亢伤阴，邪气长驱直入，而传入营分、血分。邪入营血失治，则阴竭阳绝，神机化灭。故治温病宜及早济阴和阴，势已燎原，必蔓延难图也。卫气营血四者的见症，临证所见，并不如上述那样单纯，有邪热稽留于卫分、气分两者之间；或气血两燔；尤其入血以后，营分症状多见兼证。所以临证所遇到的多为混合型，这和伤寒六经的合病并病颇有类似之处。病之所以难辨难治，就是在病变的发展过程中，未能见病知源，抓着主要矛盾，治求其本。因此，对于复杂的传变疾病，具体证候必须具体分析，具体处理，观其脉证，知犯何逆，随证施治，才较妥善。如执定一方一法以解决变化多端的疾病，似不够全面。

辨治精思

【作者简介】

　　熊寥笙（1905—2010），男，重庆巴南人，重庆市中医研究所研究员，重庆市名老中医。1927年就学于同乡马祖培先生，1931年遥从上海丹溪学社，私淑陈无咎先生。1933年任巴县国医传习所药物教授。1937年任重庆《新蜀报》国医周刊编辑。1951年参加西南卫生部工作。1954年调重庆市卫生局任中医科科长，先后创办市第一中医院、第二中医院，任重庆市中医研究所副所长，四川省中医学会及重庆市中医学会理事，荣获重庆市科技进步奖。著有《常用中草药七百味歌括》《伤寒名案选新注》《中医难症论治》。

卫气营血纲领初探

◎ 王继云 谢浴凡

　　中医药治疗温热病邪所引起的多种急性热病（包括急性传染病）——温热病，积累了丰富的经验，其辨证纲领"卫气营血"是中医指导临床实践的基础理论。现将卫气营血作一初步探讨如下。

一、卫气营血的理论根据

　　卫气营血名称，首先见于《内经》，所论多指生理功能，其含义有：营行脉中，卫行脉外；气卫于外，血营于内。叶天士引申其义，谓："卫之后，方言气，营之后，方言血。"这是说卫气营血有表里、外内、浅深的不同。

　　卫气营血既是构成人体的基本物质，又是脏腑功能活动的物质基础，它的生理、病理是以一定的脏腑功能为主的，正如叶天士所谓"肺主气属卫，心主血属营"。由此可知，卫气营血既可用以阐述温热病发展过程中有关脏腑的病理变化，还可根据其病变反应来归类证候，决定治则。

二、卫气营血的临床运用

　　卫气营血辨证运用于临床的主要意义为：辨别病位、区分病程、推论病理、概括证型、决定治则、说明传变。

1. 卫气营血的主要证治

（1）卫分证

病邪在人体的浅表部分，病位主要在皮毛与肺。故卫分证是温热病的初期阶段，病势轻浅。

主证：发热，恶寒，头痛，咳嗽，苔薄白，脉浮。

特征：发热恶寒，苔白脉浮。

治法：辛凉解表。叶天士说："在卫汗之可也。"

方例：银翘散。

（2）气分证

气是指脏腑的功能活动。如病邪影响到肺、脾、胃、胆、肠等生理功能，就会出现气分证候。气分证病邪已由表入里，为温热病的中期阶段，病势比卫分证深重。

主证：高热不恶寒，大渴，大汗，谵语或狂躁，腹胀满或痛，大便秘结，小溲黄短，舌苔黄燥或灰黑，脉洪大或滑数。

特征：高热不恶寒，苔黄脉数。

治法：清热生津。叶天士说："到气才可清气。"

方例：白虎汤。

（3）营分证

营主要是指人体的津液、营养物质及其对机体的营养作用。温邪入营，每致津液耗伤，其病变部位主要是心与心包，为温热病的严重阶段。

主证：身热夜甚，心烦不寐，口不甚渴，斑疹隐隐，时有谵语，舌质红绛，脉细数。

特征：发热夜甚，舌绛心烦。

治法：清营透热。叶天士说："入营犹可透热转气。"

方例：清营汤。

（4）血分证

血主要是指血液及其生理功能。由于心主血，肝藏血，肾主骨、生髓，这此脏腑的生理功能和血均有一定关系。温邪侵入血分，就会影响

辨治精思

这些脏腑的功能，出现血液、体液、神志等方面的一系列症状。故血分证是温热病的晚期和最严重的阶段。

主证：高热夜甚，谵妄神昏，斑疹透露，吐血、衄血、便血，或有抽搐，舌质绛紫，脉细数。

特征：高热、出血、舌质绛紫。

治法：清热凉血。叶天士说："入血就恐耗血动血，直须凉血散血。"

方例：犀角地黄汤。

三、卫气营血的传变规律

卫气营血是温热病由浅入深的四个阶段，也是温热病的一般传变规律，称为顺传。但由于人体强弱不同，致病因素有异，常可出现不同证候。例如邪在卫分，不经气分而出现营分证候的为逆传，称为"逆传心包"；而"卫气同病""气血两燔"等，亦所多有。至于伏邪内发，传变就更不规则。一般来说，由气分而入营血为病进，由营血而出气分为病退。一般感冒病，在卫分时多一药而解。在流行性脑脊髓膜炎（后简称流脑）、流行性乙型脑炎（简称乙脑）中，卫气营血证候可能很快都会见到，即"热变最速"之意。如按常规处理，则表药未进，邪已入营。故卫气营血的传变规律，不是一成不变的，临证时必须仔细观察，灵活掌握，治疗及时。既要注意顺传、逆传，又要注意其相互交错的多变性，才能正确地进行诊断和治疗。

四、卫气营血的实践价值

卫气营血辨证，是温病学的理论基础，是在继承《内经》《伤寒论》等学术理论的基础上，总结了历代治疗温热病的经验而发展起来的。它补充了《伤寒论》的不足，丰富了中医学对外感温热病辨证论治的内容，始终有效地指导着临床实践。如目前对流感、乙脑、流脑、猩红热、肠伤寒、钩端螺旋体病、细菌性痢疾（简称菌痢）等的治疗，运用卫气营血进行辨证论治，都能收到较好效果，值得我们重视和探讨。

【作者简介】

王继云（1921—1983），男，重庆巴县（现巴南区）人，早年拜张简斋为师，擅长中医内科、妇科。曾任重庆中医学校教务副主任、副校长，成都中医学院重庆中心函授站副站长。著有《实用中医妇科学》一书。

谢浴凡（1924—1988），男，湖南长沙人，重庆市名老中医，重庆中医学校高级讲师，擅长中医内科。早年就读于湖南国医专科学校，1943—1946年先后在柳州、长沙行医，1947年任《上海中医药情报》特约撰述兼记者，1948年任《长沙卫生报》京沪特派员，1949年起相继在重庆市夫子池、中兴路、两路口等地行医，1956年调入重庆中医学校从事中医教研工作。著有《内经析疑》《内经题答》等。

卫气营血辨证在临床上的指导意义

◎ 焦以南

"辨证论治"是中医学的独特理论和治疗疾病的根本法则。远在汉代张仲景以伤寒六经辨证，即已形成了这一理论体系。以后历代医家在外感热病的发展历史中，通过不断的临床实践，在伤寒六经辨证的基础上，有了新的认识，逐步形成了一个温病学派。到清代中叶，对温热病的认识与治疗，更有进一步的提高。温热病学家叶天士在此时间，提出了一个有别于伤寒六经辨证的卫气营血辨证。他指出："温邪上受，首先犯肺，逆传心包。肺主气，属卫；心主血，属营。""卫之后方言气，营之后方言血。在卫汗之可也，到气才可清气，入营犹可透热转气。"这是他基于《内经》卫气营血的理论，结合卫气营血四者的病理变化所

辨治精思

产生的症状，进行分析、归纳、总结而提出的温病辨证论治纲领。这一辨证方法，正确地反映了温热病的发展变化规律，体现了温热病的特点。

卫气营血辨证，主要是根据受邪的轻重、病邪的浅深而提出的。凡病邪侵入人体，最先伤及卫分，出现发热、微恶寒、咳嗽、鼻塞、口干、咽痛、脉浮、苔薄白等卫分症状，这是温热病的初起阶段。再向内传便伤及气分，是温热病的化热阶段，热已入里，病由肺及胃，症见发热不恶寒、面赤、口渴、溺黄、苔由白转黄、脉洪大滑数；或燥热内结，症见腹痛便秘，甚则谵语等。如病势进一步发展，正气虚衰，邪热内陷，伤及营分，营气内通于心，热入心包可现神昏，心营热盛引动肝风还会出现手足拘挛抽搐等症状；伤及血分，则营血耗伤，症见心烦躁扰、谵妄、神昏，热邪迫血妄行还会出现发斑、发疹、衄血、便血等症；如肝肾之阴伤，虚风内动可引起手足拘挛颤动等症。凡此都显示了温热病发展变化的不同阶段。卫气营血的辨证，正反映了这一发展变化规律，为我们提供了在各个阶段立法、选方、用药的依据。如热在卫分表证的辛凉解表法，热入气分的清气泄热法，热结肠胃的逐秽通里法，热入营分的清营开窍、平肝息风法，热入血分、真阴欲竭的滋阴养液法，等等。

以上是温热病卫气营血辨证的一般规律及其治疗法则。

除此以外，还有其特殊情况。因为每一疾病的发展过程都是复杂而多变的，如有的温病不一定先伤卫分，开始即可出现气分或营分证或由卫分逆传至营分，叶天士所谓"温邪上受，首先犯肺，逆传心包"都是指此。传变中还可有两类症状同时出现，如"气血两燔"引起气阴两伤就是这种情况。另外，病在卫分也还有夹风、夹湿、夹暑等不同症状出现。叶天士说："在卫汗之可也。"夹风加薄荷、牛蒡子之类，夹湿加芦根、滑石之类。或透表于热外，或渗湿于热下。这说明在卫气营血的辨证论治中，既要掌握一般的发展规律，同时也要灵活掌握疾病的复杂变化情况，对证候的属性认真加以分析，才能得出正确的诊断和采取正确的治疗措施。

这里我个人还有一点体会。温热病是由外感四时不正之气，即温热邪气引起的一种热性病，多属于西医学的急性传染病范畴，流行于各个季节，包括的病种很多。吴鞠通在《温病条辨》中指出："温病者，有风温、有温热、有温疫、有温毒、有暑温、有湿温、有秋燥、有冬温、有温疟。"但不管是属于哪种温病，根据所受病邪的浅深层次，掌握卫气营血的辨证规律，只要证候相同，我们就可采用相同的治疗原则，这就称之为"异病同治"。反之，虽然同属一种温病，但它出现的证候不同，我们采取的治法，也就不同，这就称之为"同病异治"。因此我们只要掌握卫气营血的辨证规律，就可以执简驭繁地论治各种温病，从而取得较好的疗效。

【作者简介】

焦以南（1911—2006），男，重庆江北人，江北区中医院主任中医师，重庆市名中医。擅长中医内科及肿瘤疾病治疗。1933 年从父学医，后就读于重庆国医研习所，拜吴棹仙先生为师，1941 年应聘于重庆中医师诊所行医，随后在江北个体开业行医直到新中国成立。1954 年在江北组织了木关街联合诊所，并任主任，后扩大为江北城联合医院。1960 年调江北区第一人民医院主持该院中医科工作，任中医内科医师。1980 年江北区中医院成立，调该院任副院长。

辨治精思

卫气营血治法简述

◎ 肖芳培

中医治疗温热病，多以温病学说为依据。而温热病的产生，则被认为是由六淫之邪或疠气侵入人体而成。

热性病在不同的阶段多有其共同的症状，加以分析、归纳，大体可分为四个阶段或类型，这就是温热病卫、气、营、血的传变过程。

一、卫分病

温热病邪侵入人体，必先伤及卫分。所以卫分病是温热病的初期。其特点为发热、恶风、头痛身痛、少汗或无汗、鼻塞微渴、咽痛、咳嗽、舌苔薄白、脉浮数。常见于流行性感冒、急性扁桃体炎、肺炎、麻疹等病的早期。

治法：辛凉解表，一般用银翘散加减，咳嗽重者又宜桑菊饮加减。

二、气分病

卫分病不解，邪入气分，症见发热较高、不恶寒、汗出热不解、口渴烦躁、面赤气粗、苔黄、脉洪数。为热性病发展期。

治法：清气泄热，宜白虎汤加减。若胃肠实热，出现腹胀痛拒按、大便秘结或下利灼肛、烦躁谵语、潮热自汗、苔黄燥或灰黑起刺、脉实有力等症，可见于乙脑、伤寒、腹膜炎、胰腺炎、肠梗阻等病，宜用大承气汤加味；若里热夹湿，出现午后热甚、汗出热不退，身重胸闷、恶心、腹胀、表情淡漠、尿黄、大便溏、口渴少饮、苔黄腻、脉濡数，或身发白㾦，或黄疸，或神昏谵语，可见于伤寒、肝炎等病，宜甘露消毒丹或王氏连朴饮加减。

三、营分病

邪在气分不解，阴液亏耗，病邪传入营分。但也有发病即邪在营分的。其症见高热夜甚、口干不甚渴、躁扰不安甚则神昏谵语、斑疹隐隐、苔黄糙或干灰、舌质红绛、脉细数。如乙脑、流脑以及严重化脓感染伴中毒症状者，均可出现此症。

治法：清营泄热，常用清营汤。神昏谵语者，加服安宫牛黄丸。

四、血分病

为温热病的晚期，除有高热夜甚、烦躁不寐、神昏谵语、口不甚渴等营分病证外，尤以吐血、咯血、衄血、尿血、便血、皮肤紫黑斑疹、狂躁抽搐、舌质紫绛、无苔、脉细数为特征。如急性化脓性感染伴严重中毒症状者，以及肠伤寒、粟粒性肺结核、钩端螺旋体病、败血症等病合并各种出血，均可出现此症。

治法：凉血解毒，用清瘟败毒散加减。神昏痉厥者，可加服紫雪丹。若热伤真阴，温热久稽，而见虚烦不寐、口燥咽干、手足蠕动或抽搐、舌干绛少苔、脉虚数者，属血虚生风，多见于热性病后期，体液消耗较甚、电解质紊乱者，治宜养血息风，如大小定风珠及三甲复脉汤加减。

体会

1. 清代叶天士、吴鞠通二人创造性地运用《内经》卫、气、营、血和三焦理论，在仲景六经辨证论治法则的启发下，提炼温病学的辨证纲领，并总结了前人的经验，形成了温病学说的体系。"温病"的名称，早在《素问·六元正纪大论》就有"民疠温病""温病乃作"之说，它是多种热性病的总称，《难经》把它归纳到广义伤寒之内，由于学术向前发展，后人根据实际情况，又把它分离出来，逐渐形成了独立的温病学说。

2. 卫、气、营、血是人体正常结构功能的一部分。《内经》早就提出了它的生理作用。四者都是出于谷气，不过生化过程、分布情况和作用不同，如《素问·痹论》说："卫者水谷之悍气也。其气慓疾滑利，不能入于脉也，故循皮肤之中，分肉之间，熏于肓膜，散于胸腹。"可知卫气是人一身最外层，有护卫体表的作用。"气"的意义非常广泛，这里主要是指人体的真气。《灵枢·刺节真邪》说："真气者，所受于天，与谷气并而充身也。"可知它是水谷之气与空气合并而成，具有充养全身的功能，较卫分又进了一层。"营"有经营脏腑给养的作用，

辨治精思

《素问·痹论》说："……荣者，水谷之精气也，和调于五脏、洒陈于六腑。"《灵枢·营卫生会》说："清者为营，浊者为卫，营在脉中，卫在脉外。"可知营是脉中的一部分，较卫、气又有所深入。"血"与营同行脉中，不过生化过程不同。《灵枢·邪客》说："营气者泌其津液，注之于脉，化以为血，以营四末，内注五脏六腑。"这些都明确地指出：卫、气、营、血均来源于谷气，其分布情况有表里、内外、深浅的不同，但是它们又互相联系，内外相贯，如环无端，共同维持人体的正常活动。

3. 卫、气、营、血的病变：六淫之邪侵入人体时，卫分首当其冲，故先有卫分的病理改变，病邪不解，逐渐深入，乃有气分、营分、血分的病理变化。这种由浅入深的病理改变，自然形成了温热病在发展过程中四个阶段的不同症状，以这种症状来分类，作为温热病的辨证纲领也是合乎逻辑的。但是有的温热病不按这种顺序传变，开始发病就在气分或营血，这又叫作"伏邪"内发。还有两分同时兼病等不定型变化，皆取决于人体的抵抗力以及病邪的性质。临证时必须灵活掌握，不可拘泥。

4. 卫气营血与三焦及六经，都是一种划分疾病类型的辨证治疗方法，其理论均源于《内经》。将人体这些结构的病理改变，所表现出来的症状，作为疾病类型的辨证纲领，确是一大进步。它们三者虽然名称不同，却有互通之处。例如：邪在伤寒太阳经与上焦证和卫分的症状相似；邪入阳明经与中焦和气分的症状相似；邪气逗留气分往来寒热又与少阳证相似。此外《伤寒论》太阳病篇有"卫气不共荣气谐和"的证治，阳明病篇有胃气不和的证治，少阳病篇有热入血室的证治。同时温病学还沿用了很多《伤寒论》的方剂。当然这不能说三者就是一体，可以合并为一。恰恰相反，这正说明了叶氏尊古而不泥于古，有独创的精神。在卫、气、营、血辨证的基础上，结合实际创立了很多方剂及治法，充实了伤寒六经的内容，是中医学说向前发展的重要标志。因此既不能把三者截然分开，又不可孤立的对待，必须互相参照，联系起来运用，才能进一步了解温热病的发展趋势。

5. 卫气营血和三焦的病变，作为温热病的辨证纲领，是前人长期临床实践的总结，很有实用的价值。但因限于当时的历史条件，对于很多疾病的鉴别还不具体，还必须用现代的科学知识和方法来整理提高，中西医结合，取长补短，从而把对温热病的认识和诊断方法提高到一个新的水平。

对卫气营血的几点认识

◎ 重庆医学院新医病理学研究小组

我们对卫气营血这个问题体会不深，谈几点肤浅的认识。

一、我们体会卫、气、营、血是温病过程中四大组"证"，是以临床身体功能变化为主的整体性、定型性反应形式，是温病过程中带有普遍性的时相性的表现。它必然具有代谢的与结构的物质基础。虽然通过大量的中西医结合的临床实践与理论研究，但目前对卫气营血的认识仍然限于宏观的水平上，微观的如结构与代谢的研究很不够。这正是我们今后应该重点加以研究的任务之一。

二、我们曾以病理学观点探讨过温病的传变规律，并从小儿肺炎探讨过"风温犯肺"的病理学基础，感到气营之间的传变是"正""邪"相争的关键时期、转折时期。气分时的抗损害反应与代偿反应一旦低落即深入营分。因此，如何阻止由气入营是极为重要的。初入营分时，失代偿与损害反应还不十分严重，犹可透营转气。因此，深入研究气营之间转变规律及其具体条件，不仅具有临床实践意义而且具有理论意义。

三、关于温病卫气营血理论研究的选题问题，我们考虑不外乎两个方面：一是从传统的中医理论着眼，在继承的同时加以发扬提高。从整个中医学术发展史来讲，温病学说是到明清时期方才完成其体系的，大有发展的前景。这一点是不容忽视的。二是选用近代科学技术加以研

辨治精思

究，题目就很多了，可以分工合作地进行。例如：气象因素对温病发病类型的影响；舌诊在温病诊断学中的意义；代表方剂与卫气营血各期之间的相互关系；伤寒与温病究竟有何异同等。这些都是值得研究的问题。

温病学说强调"冬不藏精，春必病温""温邪伤阴""留得一分津液，便有一分生机""刻刻顾护津液"。可见"阴""津""精"在温病中的重要性。因此，如果能运用近代科学技术对"阴不足"的本质进行探讨，阐明其生理病理基础，或将具有战略性的意义。从何入手？从生理功能、生化代谢、病理形态都可以，既有分工，又有协作，相辅相成，临床与基础密切结合，希望能形成一个完整的新温病学说的理论体系。

卫气营血源流探讨

◎ 钟益生

一、溯源卫气营血理论

卫气营血的理论，最早见于《内经》。在生理方面，它是指饮食进入人体，经胃肠消化以后，其精华被输入脏腑，循行经络，并通过玄府（可能相当于西医所谓的组织间隙）进行物质交换。《灵枢·邪客》说："五谷入于胃也，其糟粕、津液、宗气，分为三隧。故宗气积于胸中，出于喉咙，以贯心脉，而行呼吸焉；营气者，泌其津液，注之于脉，化以为血，以荣四末，内注五脏六腑，以应刻数焉；卫气者，出其悍气之慓疾，而先行于四末、分肉、皮肤之间，而不休者也。"说明宗气、营气、卫气都是五谷的精华所化生，而血又是营气所化；它们都是一种物质，都各有其功能；并说明了它们的循行部位，相对而言，营气在内，卫气在外。《灵枢·营卫生会》说："人受气于谷，谷入于胃，以传与肺，五脏六腑皆以受气。其清者为营，浊者为卫；营在脉中，卫在脉外，营周不休，五十而复大会，阴阳相贯，如环无端。"又说："营卫者，精气也；血者，神气也。故血之与气，异名同类焉；故夺血者无汗，夺汗者无血。"进一步说明营卫血气同为谷气所生化，内外并行，在全身循环往复，周流不息，具有不可分割的关系。比较而言，营与血，卫与气，则更不可分。相对而言，营血在内，其主要功用是濡养整个机体；卫气向外，其主要功能是温分肉（产生体温），司开阖（控制肤腠的开合）；同时也有充皮肤、肥腠理的作用。《灵枢·本脏》说："经脉者，所以行血气而营阴阳，濡筋骨，利关节者也；卫气者，所以温分肉，充皮肤，肥腠理，司开阖者也。"又说："是故血和则经脉流行，营复阴阳，筋骨劲强，关节清利矣。卫气和则分肉解利，皮肤调柔，腠理致密矣。"

二、《伤寒论》中卫气营血的探讨

《伤寒论》运用卫气营血的理论辨证论治基本是与《内经》一致的，不是将卫气营血分而为四，而是二者合论曰"卫气""营气""营血""营卫"。因"卫"中包含"气"，"营"中包含"血"。《伤寒论》说："病常自汗出者，此为荣和；荣气和者，外不谐，以卫气不共荣气谐和故尔；以荣行脉中，卫行脉外，复发其汗，荣卫和则愈，宜桂枝汤。"这是说，荣气调和，而卫气失调，不能使腠理致密，故自汗出。荣气属阴，卫气属阳，所谓"卫气不共荣气和谐"，也就是阴阳失去动态平衡，所以用桂枝汤去调和荣卫，使阴阳恢复动态平衡，那汗就自止了。

三、温病学对卫气营血理论的运用

叶天士首先在《外感温热篇》说："温邪上受，首先犯肺，逆传心包。肺主气，属卫；心主血，属营。"他在这里说肺气属卫，心血属营，也就是卫与气、营与血有不可分割的关系。但是他又说："大凡看法，卫之后方言气，营之后方言血。"他在这里将卫与气、营与血分开来看，并以此分温病进程的次序，辨证候的浅深轻重。他接着提出治疗温病的法则，他说："在卫汗之可也，到气才可清气，入营犹可透热转气……入血就恐耗血动血，直须凉血散血。"他运用这种理论对温病进行辨证论治，收到了较好的效果，为后世医家所遵循，他对中医学的发展是有贡献的。不过学术的发展是没有止境的，我们还应该大胆地探索，继续前进，不应该就此止步。因为卫与气、营与血，在生理气化上不宜分割，在病理反应上也很难划一条清楚的界限，故而实有进一步探讨的必要。

四、可否用阴阳表里对温病分阶段辨证论治

拟用阴阳表里对温病划分阶段，辨证论治。新感温热之邪，起病之初，其邪当在阳之表，此时应着眼寒热、渴、汗，也就是发热重而恶寒轻，口微渴，无汗或汗出不畅，苔微黄而薄，舌边尖较红，脉浮而数，头昏痛，呛咳，治宜辛凉解表（包括解毒），使温邪之毒随汗排出体外，则热退病愈。如口干不欲饮，苔白或微黄而稍腻，头重如裹，一身酸软，脉濡而稍数，则系湿温初起，治宜辛香凉淡之品，宣化轻解。

如温邪由阳之表而入于阳之里，或伏邪自内而发于阳之里，这时就要着眼一个"津"字。如系温热，必壮热汗多，口渴甚，苔黄而干，脉洪大而数，治宜清热保津解毒；如系腑实便秘者，宜用苦寒之品急下，以通肺泻热保津；如系湿温，苔黄腻，口干而不欲饮，脉濡数，或大便泄泻者，则宜芳香苦降淡渗，以清热除湿。

如其温热之邪，进一步由阳入阴，伤阴尚浅（在阴中之表），此时宜着眼一个"液"字。如系舌质红绛，苔黄而燥，甚至舌如猪肝，口渴而饮不多，脉数，身热神倦，食欲不振，大便干秘，睡眠不安者，治宜养阴增液，清热解毒。严重者，神昏谵语，则宜养阴清热，解毒开窍。如其伤阴不重，而又夹湿者，则宜于养阴清热药中，加入适当的淡渗化浊之品。

如温热之邪更进一步，伤阴动血（深入阴中之里），此时宜着眼一

个"血"字。患者皮肤出现斑疹，黏膜出血，鼻衄，牙龈出血，甚或咯血、尿血、便血，舌质紫绛，苔黄燥或夹黑或起芒刺，或舌紫而无苔，脉濡数或细数，或壮热口渴；或低热，口干而不多饮，或口秽喷人，烦躁不安者，治宜凉血止血，化瘀解毒。如其真阴欲竭，虚阳妄动者，则宜滋阴潜阳，或清热息风。

侵犯人体的病邪，往往不是单一的。各人的体质又强弱不等，各地的气候也变化不定，病邪侵入人体的层次、浅深、轻重，往往也难截然划分，临证之际，必须仔细观察，灵活掌握，方不致误事。

【作者简介】

钟益生（1910—1995），男，重庆万州人，重庆市第四人民医院主任医师，重庆市名老中医，擅长中医内科，对血液病及温病颇有研究。因外祖母、父亲、胞弟为庸医所误而早逝，痛心疾首之余，立志学医，入重庆市中医训练所及国医内科讲习所学习，拜陈逊斋、张简斋、吴棹仙、李复光、沈仲圭等近代名医为师。1935年开业行医，与友人共同创办重庆中华医药科学讲习所，参与成都中医学院的筹建工作，担任《内经》《针灸学》的教学，并承担重庆中医学校及中医进修班教学工作。新中国成立后任职于重庆市第四人民医院。

卫气营血辨证临证运用

◎ 王建孚

叶天士根据《内经》营卫气血之理论，进而发展用于温热病之临床上，他说："卫之后方言气，营之后方言血。"如邪在卫分，即病在气之浅层；邪在营分，即病在血之浅层。可见卫气营血乃是温病轻、重、

辨治精思

浅、深不同程度的四个阶段。故叶氏特别指出："在卫汗之可也，到气才可清气，入营犹可透热转气，入血就恐耗血动血，直须凉血散血。"

笔者对六个不同病种，按照卫气营血辨证论治，疗效较为满意。简介如下。

案一

商某，男，48 岁，住院号：42416。

诊断：斑疹伤寒。

初诊

高烧，神志恍惚，语言混乱不清，皮肤发斑色红，舌质红绛，苔黄而燥，脉来弦数。此乃温邪入营，治以化斑汤加减。

处方：犀角（水牛角代，后同），生石膏，知母，竹叶，玄参，麦冬，生甘草，金银花，连翘，黑栀子。

二诊

斑疹渐退，神志渐清，口干便秘，舌苔黄燥少津，前方加生地黄、天花粉、牡丹皮，去金银花、连翘。

按：此例邪已入营，高烧，神昏谵语，发斑，故予化斑汤加金银花、连翘清热解毒，更加黑栀子清三焦之火，并可凉血止血。药后见效，斑疹渐退，神志亦清，唯口干少津，苔燥便秘，故前方去银翘，加生地黄、牡丹皮之凉血，天花粉之生津润燥。病情好转后，以清热养阴、淡渗化湿法善后。

案二

陈某，男，21 岁，住院号：42900。

诊断：粟粒型肺结核。

初诊

高烧，咳嗽，咯血，鼻衄，舌质红绛干燥，脉弦数，此为温邪入营动血。

处方：清营汤加减（犀角，生地黄，玄参，竹叶，金银花，连翘，丹参，麦冬，白茅根，黄芩，芦根，黑栀子），另加紫雪丹。

二诊

高烧已退，上午脉静身凉，夜晚体温仍有上升，咯血、鼻衄均止，再以凉血清营为法，鉴于患者体质素虚，阴分素亏，兼以清热润肺主治。

处方：青蒿，鳖甲，黄芩，生地黄，牡丹皮，天冬，麦冬，知母，竹叶，生石膏，明参，白茅根，芦根，玄参。

按：此例患者高烧、咳嗽、咯血、鼻衄，系温邪入营动血之象，亦可辨为温邪犯肺，络伤动血。本例患者高烧40℃左右，先以紫雪合清营汤加减，清其营分之热邪，更有犀角、生地黄之凉血止血之品。正如吴鞠通云："太阴温病血从上溢者，犀角地黄汤合银翘散主之。"进药后烧退血止，上午脉静身凉，惟夜晚体温升高，鉴于病者体质素虚，肺阴亏损，复诊即改用育阴退虚热之青蒿鳖甲汤合玉女煎去牛膝熟地加细生地玄参方，此亦吴氏之加减方，系辛凉甘寒、清热养阴之法。药后颇见功效。以后数诊均以养阴润肺法调治，痊愈出院。

案三

舒某，男，19岁，住院号：42995。

诊断：沙门菌属感染合并中毒性休克。

初诊

发热一周有余，今日突然气急鼻煽、唇绀、咳嗽，舌红赤，脉小数散乱，至数不清，邪气入营，昏厥堪虞，证属气营两燔，治宜透热转气，凉血之品暂不相宜，拟清营汤加减。

处方：金银花，连翘，生地黄，玄参，麦冬，牡丹皮，生甘草，知母，黑栀子，黄芩，芦根。

二诊

诸症均减，再以竹叶石膏汤加味善后。

处方：竹叶，生石膏，知母，金银花，连翘，黑栀子，黄芩，玄参，麦冬，泡参，芦根。

按：此例虽属气营两燔，尚无血分见症，如用犀角凉血过早，反能招至引邪入里之弊。用清营汤而不用犀角者，求其透热转气之意。正如香岩先生所说"入营犹可透热转气"。

案四

卢某，女，31岁，住院号：46734。

诊断：产碱杆菌败血症。

初诊

午后高烧，神志不清，吞咽困难，胸部有红色斑疹数粒，大便秘结，舌质红绛，苔黄燥少津，脉弦数。此系温邪入营，清窍被蒙。

处方：以菖蒲郁金汤加减（天花粉，连翘，淡豆豉，黑栀子，淡竹叶，九节菖蒲，炙远志，炒枳壳，川郁金，金银花），另用局方至宝丹。

二诊

病情大有好转，高烧已退，神志亦清，吞咽恢复正常，脉来弦滑不数，舌质转为淡红而润，大便未解，拟增液汤合苇茎汤加减。

处方：玄参，麦冬，滑石，黄芩，瓜蒌，杏仁，薏苡仁，枳壳，竹茹，芦根。

按：此例邪入营分，不用清营清瘟之法，而用《温病全书》之菖蒲郁金汤者，是因患者吞咽困难，神志不清，系清窍被蒙之象，故用药不宜过凉，须投宣窍透邪之品，求其由营转气。并加用局方至宝丹以芳香开窍，使患者化险为夷。

案五

周某，男，30岁，住院号：40380。

诊断：支气管肺炎。

初诊

温邪入营动血，神志半明半昧、发烧、咳嗽、咯血、口干无津、舌质红赤、舌黄起刺、脉小数，当防其痉厥，急拟清燥养营汤合增液汤加减治之。

处方：天花粉，玄参，麦冬，生地黄，知母，竹叶，黑栀子，石斛，生甘草，白芍，菖蒲。

二诊

病情略有起色，神志稍清，脉小数已转为滑大而数，咳嗽咯血尚未见止，口干少津，舌质红赤略淡，黄苔稍退，再以清营汤加减。

处方：犀角，玄参，麦冬，知母，生地黄，牡丹皮，竹叶，石斛，菖蒲，远志，天花粉，白茅根。

三诊

神志已清，已能回答问题，咳嗽咯血大减，惟体温起伏，舌质淡红而润，黄苔已退，拟养阴清肺治之。

处方：玄参，麦冬，黄芩，石斛，生甘草，玉竹，京半夏，连翘，栀子，青蒿，芦根，竹叶。

按：本例为"温邪上受，首先犯肺，逆传心包"之证。

案六

周某，男，17 岁，住院号：44620。

诊断：出血性紫癜。

初诊

高烧 1 周，昏迷 5 天，全身皮肤斑疹透露，口唇干燥，颈项强直，两目上视，脉弦数。此系温邪入营，为防其入血动风，急拟犀角地黄汤合清营汤主治。

处方：犀角，生地黄，牡丹皮，白芍，金银花，连翘，麦冬，竹叶，知母，白茅根，玄参。

二诊

神志已清，斑疹稍退，惟说话仍欠清晰，时作呻吟，发烧起伏，舌苔黄燥，脉弦数，拟犀角地黄汤合化斑汤加减。

处方：犀角，生地黄，牡丹皮，白芍，玄参，麦冬，生石膏，竹叶，知母，甘草，白茅根。

按：此例高烧昏迷，全身红斑，营分重症毕露，患者颈项强直，两

辨治精思

目上视，已有入血动风之象，急用犀角地黄汤合清营汤急煎速服。二诊时病情好转，去清营汤加化斑汤，诸候若失，未再服中药。此例来势急猛，经中西药及时治疗，转危为安，可见中西医结合之重要。

以上六个病例，只介绍中医在临证上应用卫、气、营、血的"一得之见"，所以关于西医方面的诊治，未作叙述。

【作者简介】

王建孚（1916—1990），男，江苏南京人，重庆市第三人民医院主任医师。早年就读于南京国医传习所，拜张简斋为师，1937年随张师赴渝。1941年开业，1956年后任职于重庆市第三人民医院，任中医科主任。著有《张简斋夫子医案》《王建孚医案》。

卫气营血缓冲区的设想

温病学卫气营血之运用范畴，不同于《内经》。自叶天士开始将温热病的发展分为四个阶段，表明疾病的深浅进退顺逆，并将各阶段所出现的证候群，作为诊断治疗的依据。我在临床中对治疗温热患者的观察，体会到在营与胃、营与肺之间，在卫气与营血之间，似有一个"缓冲区"存在。可能于营分、气分之间即为缓冲区域。此时攻之不及，药之难达。盖温病发热，病邪由卫至气，心烦口渴，发热久久不解，既无入营症状，又不入胃化燥，此即热邪盘旋于缓冲区，留恋不去。必见口渴烦躁，舌红或焦黄，欲痉、神昏、或笑，热极将逼入营分，津液内耗。如用清热保津重剂，可战汗而愈。观叶氏"温邪上受，首先犯肺，逆传心包""心主血属营"之语，既未云逆传入营，又未云心包主血营。心包在十二经络中是独立系统，不能与手少阴心混称。心包之外是肺，包络是心之外卫，属手厥阴，与手少阳三焦相表里。心包、三焦之里是营分，其外是肺经气分，下传则入足阳明胃。可知三焦、包络既不属肺，又不属营，又不属胃，病邪又可在其中留滞，似乎缓冲区存在于三焦与包络之间或其中之某部。因夹湿之热邪欲升上而为湿阻，浊阴之湿邪欲就下而为热阻，因而互相牵制，遂徘徊于缓冲区，必待湿邪已去，清阳之热邪方能升腾。

案一

凡某，男，45岁，住本县太平公社胜利大队园子塆生产队。

患者于 1976 年 7 月 13 日住县医院治疗，诊断为出血热。住院十二天出院后，抬来我院中医门诊治疗。

初诊

脉洪虚数，舌绛，大便秘结，十余日不解，溺赤少，谵语、神昏，腹部胀硬，按之痛楚，周身满布紫黑斑块。按温毒发斑治之。

处方：玄参四两，生地黄四两，天冬六钱，麦冬八钱，栀子四钱，羚羊角粉一钱，黄芩六钱，黄连四钱，苦参六钱，白芍四钱，石膏二两，知母六钱，益母草一两，茜草六钱，甘草三钱，连服两剂。

二诊

发斑稍减，大便已通，舌绛稍退。仍用前方将生地黄、玄参各减少一两，连服两剂。

三诊

发热未净，舌苔转白厚燥，口渴，神志稍清，为邪渐透气。仍用前方，生地黄、玄参、石膏均减一两，加藕节、地龙、芦根、淡竹叶等味。

四诊

发热已净，口渴渐减，溺浅黄，再以前方加减。

共诊七次痊愈。

案二

周某，男，11岁，住本县太平公社鲜花大队。

患者因发热头痛三日来诊。症见发热，头剧痛，舌绛神昏，四肢痉挛，头项强直。时值流脑易发时节。诊断为冬温。系直中营分之重症。用清瘟败毒饮治之。

处方：生石膏，细生地黄，乌犀角，黄连，栀子，桔梗，黄芩，知母，赤芍，玄参，连翘，甘草，鲜竹叶。先煮石膏，后下诸药，乌犀角磨汁兑服。

此方加减服十余剂，住院一月余，痊愈出院。

案三

郭某，男，8岁，住本县渡舟公社先锋大队郭家塆生产队。

患者起病于四月，壮热头痛，神昏谵语，头项强直，痉挛有时，下午发热尤甚，舌质红绛。诊断为冬温，属热极逼入营阴，津液内耗，用清热解毒滋阴法治之。

处方：犀角，羚羊角，连翘，生地黄，玄参，钩藤，金银花。至宝丹冲服。

连用此方加减，一月余痊愈出院。

案四

周某，男，5岁，住本县渡舟公社渡舟大队坝子生产队。

症见壮热，头项强直，两目上视，舌苔白滑，呕吐，大便清。患儿体质虚，系属脾阳不足，热邪入里，为内湿所化，流滞中州气分不去，治以燥湿、清热、解痉。

处方：蜈蚣、全蝎、藿香、黄连、佩兰、荷叶、白蔻仁、滑石等味加减治疗一月余而愈。

附：再论上焦温热病的缓冲区

余认为上焦温病应该有一个缓冲区的存在，之前已谈论过，现借此机会再论温热病流滞徘徊于三焦缓冲区的道理。

叶天士云："再论气病有不传血分，而邪留三焦，犹之伤寒中少阳病也。彼则和解表里之半，此则分消上下之势。"可知肺经气分之邪，而不传入营分，流滞三焦。此则余之所言：缓冲区徘徊流滞兼湿之热邪也。治疗之法，以上下分消其势，用清宣温化法，以荷叶、佩兰、瓜蒌皮之芳香宣透，使邪由肺透气为上消。用杏仁、半夏之辛之降，其邪引之入胃为下消。故云上下分消。关于三焦缓冲区，明代吴又可在治疗温热病之辨证和治疗上，首创三焦膜原学说，有似于缓冲区的概念，法用达原饮，达之使出，使出者由三焦透邪入气分使出也，由三焦入胃，使邪急降入胃，下之使出也。方用草果、知母、黄芩、厚朴、甘草，以草果之芳香透发，使邪透于肺经之气分，妙在用槟榔，廓清膈间，急降而下入胃，舌不黄不燥，口不渴乃可用之。1957年夏季北京多雨，湿邪偏盛，故暑温兼湿。众医家用郭可明之法治疗乙型脑炎无效。蒲辅周老医生用芳香透邪清里之法多效，其症状尤似于缓冲区之症也。又以张聿青医案为例。有一患者，湿温胸痞，始起即有谵语，年高神志不清，为防其内闭痉厥，首方用青蒿、橘络、新绛之类，继用大豆黄卷、牛蒡子、赤芍、前胡、竹黄、连翘、茯神等不效，又用蝉蜕、车前子、杏仁、郁金、桔梗、羚羊角、芦根、紫雪之属仍不效。乃请张聿青医治，处方：葶苈子、通草、半夏、冬瓜仁、郁金、橘络、滑石、枳壳、枇杷叶、桔梗、竹茹，轻描淡写，服一剂后，即有转机。

从以上治疗经过所取得的效果看，证明温病之"缓冲区"是存在的。

【作者简介】

向柏森（1917—？），男，重庆长寿人，重庆市名老中医，师从当地名医查元亨。

热病卫气营血三期辨证探讨

◎ 吴康衡

温病学是一门治疗急性热病的学科。鉴于发热是临床各科最为常见的症状之一，在许多疾病的转化过程中，常以此为一种反应形式，突出地表现了疾病的不同阶段的主要矛盾和矛盾的主要方面。以朴素唯物主义为指导思想的中医学，在它的形成和发展中，一开始就充分认识到发热对于疾病的重要意义（如《内经》"今夫热病者……"），并持续开展以"发热"为研究对象的重要课题。清代温病学是继汉代《伤寒论》后，又一次创造性地总结和概括了前人和当时防治热性病转变的普遍规律。它对于医学的历史贡献，不仅在于"热病"的治疗有律可循，更重要的是，如果说《伤寒论》是开创或奠定了中医学辨证施治的基础，那么温病学卫气营血辨证便是辨证施治的典范。从历史唯物史观出发，继续积极开展对温病辨证施治的理论、临床和药物的一系列研究，以便提出现代科学论据，对促进中西医结合和加速创造新医药学，对我国医学发展，仍然具有举足轻重的意义和作用。

温病卫气营血辨证的临床特点是发热或伴随一系列热象，并在病情发展中，必须具有发热性疾病所呈现的典型病理生理反应及其顺序过程。因此，凡符合以上表现者，乃为一组急性感染性热病（包括急性传染性热病），如细菌（病毒）性肺炎、麻疹、流脑、乙脑、钩端螺旋体病、流行性出血热、败血症等。就感染性发热的概念来说："发热是人类和高等动物在种系进化中，机体对有害病因（主要是微生物）的一种适应性反应。"据此，凡属本类热病的防治，其设想不外乎"去除外因和调整机体"二法而已。通过临床实践验证，"除因"可以达到阻止、中断病程发展的目的，而"调整"可以达到因势利导以顺利通过病程的目的，如果二者相辅为用，就能提高疗效。现略论于下。

1. 阻止、中断病程

据临床观察就目前治疗的各种方法中，只有直接或间接地去除病因才能达到这种效果。以肠伤寒与大叶性肺炎等细菌感染性疾病为例，如运用抗生素及一些中草药，自然病程可从 4 周左右缩短到 3 天左右。但是一些严重的细菌感染性疾病以及大部分病毒性疾病，当对致病微生物抑灭作用低下或缺乏有效药物的情况下，势必调整机体以加强其适应性反应。

2. 因势利导病程

其目的在于调整机体的适应性反应。温病卫气营血辨证，正是突出地体现了这一治疗手段的优越性，使疾病顺利地通过整个病程，从而减少夹杂证或变证的发生和发展。纵然没有明显地缩短病程，但可减少或减轻并发症或后遗症，提高治愈率，降低死亡率。如麻疹、乙型脑炎或严重的感染性休克等，都着眼于此。西医学近来对调整微循环和防治弥

辨治精思

漫性血管内凝血等的广泛开展，也着重反应了临床对"调整"一法的重要性。

但是近年来由于抗生素的普遍应用，对病原微生物的作用远不如前，并存在不少问题；而温病学卫气营血的"因势利导"法的功效，也并非完全得心应手，都亟待提高。

对温病学的研究，一是从传统继承着手，一是运用现代科学方法和技术加以提高。一般温病学里所指的"卫气营血"辨证，实际中还应包括"精、神、津液"辨证在内，以上属于藏象学说中"精气神"的范围。现就温病的转变规律并与一般（尤其是全身性）感染性热病的典型过程（可分为上升期、极期、下降期三个阶段）相结合，讨论如下。

1. 第一期为体温上升期

相当于温病在表的卫分期，根据气候、体质和病原菌的不同，机体反应性可表现为太过、不及和一般三种情况。太过者用麻黄汤；不及者用桂枝汤；一般者占大多数，常用银翘散，方中金银花、连翘具有清热解毒作用，所以优于麻、桂二方。

2. 第二期为体温极期

病程长而持续高潮，代谢旺盛，可伴有多系统损害。

气分：方用白虎汤以清气、解肌热，主要目的在于降低基础代谢。

津（液）分：方用增液汤、五汁饮等，主要目的在于保存细胞内液及维持电解质平衡。

营分：营行脉内，营者，经营的意思。方用桂苓甘露饮，目的在于通营，防治微循环障碍。

血分：早期用清营汤，继后可用犀角地黄汤，旨在防治弥漫性血管内凝血。

3. 第三期为退热下降期

机体代谢逐渐降低，此期邪气未尽，精气已夺。

精分：填精补味以养阴，如养胃汤、复脉辈、专翕大生膏等。

神分：如在极期失"神"是为逆传，可用"三宝"、生脉散等；病后期可用参、芪等药。

【作者简介】

吴康衡（1932—2017），男，江苏人，成都中医药大学教授、主任医师、博士生导师，四川省首届十大名中医，首批获国务院政府特殊津贴专家，全国第二批老中医药专家学术经验继承工作指导老师。1956年7月毕业于南京医科大学，1962年入成都中医学院高级西医学习中医研究班结业。主编《内儿科学》《中医儿科学》《内科急重症抢救》《中医药中毒急救》等著作，发表论文60余篇。

营血分病变及活血化瘀法

◎ 张之文

水谷精微，注于脉中，是谓营，奉心化赤而为血，均同行脉中，营养全身。心主血属营，营为血之帅，血为营之徒，故营病血亦病，正如叶天士说："营分受热，则血液受劫。"可见二者关系密切。营血分病变本质同，而程度异，不外：①营（或血）热扰心，瘀塞心窍，表现为烦躁、神昏；②迫血妄行，瘀滞络脉，表现为斑疹隐隐或显露以及各种出血倾向；③热灼营（血）阴（精），表现为身热夜甚，舌绛。气分阶段，正气尚盛，治以清气撤热，针对病邪为主，而营血分的治疗则与气分大不相同。初入营分虽可透热转气，但已有热扰血络、脉络瘀滞之象（如斑疹隐隐），故清营汤中佐以丹参凉血散瘀。深逼血分，以瘀热为主，当凉血散血为治。总之，血热为本宜凉，血瘀为标当散。笔者认为，凡病入营血，即有不同程度微循环障碍，应特别重视活血化瘀法则（其中尤其是凉血散血）的应用。现列典型病变讨论如后。

辨治精思

一、内陷心包，瘀塞心窍

温热病"外热一陷，里络就闭"，心窍阻塞，络脉闭塞，血为邪滞，气为血阻，故神昏舌蹇，肢厥甲青，唇黑舌绛。此瘀热阻窍，非单纯之安宫、紫雪、至宝所能开，当开窍活血并进。如热毒炽盛，内陷厥阴，气血瘀闭，热深厥深，六脉细数沉伏，面色青紫，昏愦如迷，皮肤瘀斑，四肢逆冷，头汗如雨，摇头鼓颔，百般不足，称为闷疫，类似感染性休克，应解毒化瘀，开窍活血，非犀角（用代用品）、黄连、牡丹皮、赤芍不可，同时调入犀珀至宝丹 [犀角（用代用品）、羚羊角、琥珀、穿山甲、连翘、菖蒲、蟾酥、朱砂、玳瑁、麝香、血竭、红花、桂枝尖、牡丹皮、猪心血]，或通窍活血汤冲服珠黄散（珍珠粉、西黄、朱砂、川贝母）亦可，里热偏盛可投清瘟败毒饮。进一步发展，阴液消灼，阴阳偏颇，真阴消耗殆尽，阳气无所依附而外脱（内闭外脱），脉隐难触，肢冷如冰，气息欲绝，可急用王清任治瘟疫之急救回阳汤（人参、白术、附子、干姜、甘草、桃仁、红花），回阳化瘀并用，阳气即易回复。湿热类温病，多为秽浊夹瘀阻窍，常见于重症肝炎（中医称"急黄"）患者，既有神志昏蒙、身目俱黄、腹胀呕恶、口秽苔腻等湿蒙之象，又有昏迷便黑（血）、瘀斑、出血、舌瘀紫黯等瘀塞之征，治当清热化浊、开窍通瘀。北京市第一传染病医院已有很好的经验，在中西医结合治疗中，应用大黄、川芎注射液静脉点滴，降低了重症肝炎病死率。

二、迫血妄行，暑瘵咯血

盛夏之月，暑热伤肺，暑逼络伤，沸腾经血，火载血上，血从上溢，称为暑瘵。钩端螺旋体病肺出血型属此范畴。肺主呼吸而司化源。其络伤血瘀，呼吸窒息，化源速绝而死。故吴鞠通说："暑温寒热，舌白不渴，吐血者，名曰暑瘵，为难治。"又说："太阴温病，血从上溢者……脉七八至以上，面反黑（瘀血发绀）者，死不治。"救治当清暑保肺，散瘀止血，可给银翘散合犀角地黄汤，或据吴坤安之用犀角、生地黄、牡丹皮、山楂、郁金、金银花、赤芍、连翘、制大黄加减亦可。

我院曾用清瘟败毒饮去桔梗，加三七、白茅根、京墨、云南白药等行瘀之品，治疗钩端螺旋体病肺出血型，但其疗效不甚理想。此证凶险，应中西医结合救治。

此外，瘀斑紫黑枯萎，宜清胃散血，清瘟败毒饮加紫草、红花、桃仁、当归尾，务使病缓色淡，方可挽回；尿血如"惟小便黑毒，当逐瘀清热为主，犀角地黄汤加大黄等类"，痄腮发颐，气血壅滞，须解毒化瘀，可用凉血解毒汤（生地黄、紫草、连翘、桔梗、僵蚕、红花、紫花地丁、金银花）；霍乱吐泻转筋，应"活其血，解其毒"，可用解毒活血汤（连翘、葛根、柴胡、当归、生地黄、赤芍、桃仁、红花、枳壳、甘草），或用飞马金丹（巴豆霜、广木香、橘红、五灵脂、郁金、雄黄、制大黄、朱砂、乳香、没药、山慈菇、百草霜）；瘟疫红丝绕目，清瘟败毒饮加菊花、蝉蜕、谷精草、红花、当归尾。钩体病、出血热等结膜充血，可仿此治法。他如蓄血，热入血室均系瘀血表现，不一一枚举。

温邪深逼营血，与西医学微循环障碍颇有联系，古代医家的理论与实践有助于打开我们的思路。但传统中药汤、饮、丸、散等剂型不及病情急需，应改革剂型，如从静脉给药直达营血，方可提高疗效。

【作者简介】

张之文（1937—），男，四川大竹县人，成都中医药大学教授，享有国务院政府特殊津贴。1963年毕业于成都中医学院，后留校工作。对温病学说研究颇深，善将伤寒学派苦寒方药与温病学派轻清方药有机结合治疗外感热病，用开泄与苦泄两法治疗湿热类疾病。

辨治精思

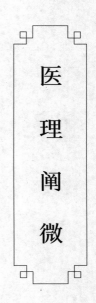

医理阐微

寒温之别

◎ 张锡君

温病与伤寒都是属于外感热病。伤寒与温病在不同的历史时期含义不同，在温病学说尚未完成体系以前，伤寒的含义较广，温病隶属于伤寒，温病学说自成体系以后，温病范围显著扩大，成为热性病的总称，由隶属转为平列。温病学说是在《伤寒论》的基础上发展起来的，吴鞠通和王孟英的温病专书，均辑录了《伤寒论》有关温病证治的原文，都采用了《伤寒论》的很多名方。因此伤寒与温病的区别要仔细分析才行。

我对这两个病的区分，是这样认识的。

一、病因

伤寒是感受寒邪而引起；温病是感受温热病毒（包括疠气）而发病的。

二、感受途径

伤寒是由皮毛而入，邪袭太阳膀胱经；温病多由口鼻而入，邪袭太阴肺经。

三、病机

伤寒初起，寒邪留恋在表，然后化热入里，演变较慢。由于寒为阴瘀之邪，故易伤阳气；温病初起，属热邪为病，表证短暂，传变迅速。由于温为阳邪，则易于伤阴。当然这是相对而言，不是绝对的。

四、证候

伤寒是寒邪郁表，所以发热轻、恶寒重、头身痛、口不渴、小便清利、舌正常、苔薄白、脉浮紧；温病是温邪客表，所以发热重、恶寒较轻、头身痛轻（但亦有头剧痛的）、口微渴或渴、小便微黄或黄、舌边尖红、苔薄白、脉浮数。

五、治法

温病与伤寒在病因上有感寒、感温的不同，因而在治疗上是有区别的。

在初期，伤寒家用麻黄汤辛温发汗、桂枝汤辛温解肌；温病家用银翘散辛凉透表，桑菊饮辛凉宣肺。由此可见，伤寒与温病在治疗方法上，开始即大相径庭。

病势进展，高热不退，伤寒家称为阳明证，有白虎、承气二法，温病家称为气分证（亦称阳明病），也用白虎、承气，且对于下法之运用，大有发展。他们在仲景承气汤的基础上随证化裁，有新加黄龙汤、宣白承气汤、导赤承气汤、牛黄承气汤、增液汤、增液承气汤等，由于湿温慎用下法（吴鞠通说"下之则洞泄"），还采用了枳实导滞丸或枳实导滞汤。

高烧引起神昏谵语者，伤寒家用清法、下法，温热家则有清热解毒、芳香开窍之法。如清宫汤、安宫牛黄丸、紫雪丹、至宝丹等，它们均有解热醒脑的作用，是补伤寒之未备。

《伤寒论》清热之方，有白虎汤、黄芩汤之类。温病则有治气血两燔之法，如玉女煎去牛膝熟地加细生地玄参方和清瘟败毒饮等；有清营热之法，如清营汤。这些处方，清热的原则是相同的，而温病的方剂组成则又前进了一步。

热病最易伤阴耗液，《伤寒论》养阴滋液之方仅有黄连阿胶汤、猪肤汤，而温病家则有加减复脉汤、大、小定风珠，益胃汤，五汁饮，牛乳饮等，较仲景时代更为完备。

【作者简介】

张锡君（1913—1999），男，江苏无锡人。中共党员，著名中医学家，成都中医药大学特聘教授，首批国务院政府特殊津贴获得者。出身于三代中医世家。先后在无锡国学专门学院（现南京大学前身）、无锡中医讲习所、江苏省立医政学院（现江苏医学院前身）学习毕业。历任《上海光华医药杂志》总编，无锡针灸专科学校教务长，重庆市第二中医医院院长。荣获重庆市劳模称号。

《伤寒论》治温诸法

◎ 马寿椿

《伤寒论》是中医学四大经典著作之一。为东汉末年张仲景所著。是书渊源于《内经》《难经》。仲景自序曰："撰用《素问》《九卷》《八十一难》……为《伤寒杂病论》，合十六卷。"《素问·热论》云："今夫热病者，皆伤寒之类也。"《难经·五十八难》云："伤寒有五，有中风、有伤寒、有湿温、有热病、有温病。"《伤寒论》既宗《内》《难》，那么它所论述的"伤寒"即为广义的"伤寒"，非狭义的伤于寒邪的"伤寒"。可以说《伤寒论》是一部包括温病在内的论述多种外感疾病的临床专书，就这一点而言，历代医家的见解基本一致，但是却没有一个人明确地提出过《伤寒论》包括温病，更没有一个人将《伤寒论》中论述温病、治疗温病之诸法则进行发掘整理。余撰此文，极不成熟，惟望抛砖引玉，以期引起学术上的争鸣，把对《伤寒论》的研究推向新的领域。

医理阐微

一、《伤寒论》对温病实质的论述

《伤寒论》中第六条是论述温病的大纲。它首先指出温病的特点是"发热而渴，不恶寒"，这与太阳中风、太阳伤寒的"发热恶寒"迥然不同，示人不可用辛温发汗之法治温病。"若发汗已，身灼热者，名曰风温"，可见风温是由温病误汗所致（这里所说的风温与清代医家陈平伯所谓的外感风温不同）。其证"脉阴阳俱浮，自汗出，身重，多眠睡，鼻息必鼾，语言难出"，为邪热充斥内外的温病。为了强调治温病不可伤阴，阴伤必然出现坏病，原文继之曰："若被下者，小便不利，直视失溲。若被火者，微发黄色，剧则如惊痫，时瘛疭；若火熏之，一逆尚引日、再逆促命期。"这一"下"两"火"皆为伤阴之误治，轻则津枯而小便不利，重者阴伤动风而瘛疭、甚则阴竭而死。足见温病误火伤阴之严重性。他如114、118、119等条皆言火热伤阴而造成的内热坏病，此不赘述。总之仲景反复强调了伤阴为治温病之第一大误。

仲景除了明示人治温病不可伤阴外，还进一步指出温病能否获愈的关键是看津液能否回生，若津液恢复、阴阳平衡则温病获愈。如58条："凡病，若发汗、若吐、若下、若亡血、亡津液，阴阳自和者，必自愈。"59条："大下之后复发汗，小便不利者，亡津液故也，勿治之，得小便利，必自愈。"（此条之"勿治之"是指伤津不可利小便，非谓不可养阴也。）

以上诸条，足以证明后世温病学家所谓"温病最惧亡阴""留得一分津液，便有一分生机"的观点是在《伤寒论》论温病的基础上提出来的。

二、《伤寒论》对温病感邪途径的认识

《伤寒论》中认为温病的感邪途径是由表入里，第六条是专论温病的，其条首冠以"太阳病"三字。太阳病即太阳经感邪而病，太阳主表，为诸经藩篱。外邪侵犯人体，太阳首当其冲。另外肺合皮毛主表，卫气亦行于表。这与叶天士所倡的卫气营血，实质上是一回事，皆言由

表入里。故叶天士谓温病辨营卫气血与伤寒同。然吴鞠通却谓温邪自口鼻而入，其说非也。吴氏"力辟以温治温之非"本是无可非议的，谓温邪自口鼻而入则是以辞害义。清·雷少逸说："邪气袭人皆由表而入于里，惟温疫之气，秽浊之气，乃论三焦可也。以其气从口鼻而入……除此而外，则风、寒、暑、湿、燥、火，无不尽从表入。"此段论外感疾病的感邪途径是极为精当的。

《伤寒论》还认为误治伤阴亦可成温。如114条云："太阳病，以火熏之，不得汗，其人必躁，到经不解，必清血，名为火邪。"117、118、119亦属误火致温。

三、《伤寒论》对温病病因、病机的认识

《伤寒论》中第七条是全书的总纲，言邪入人体后随人体阴阳的盛衰而寒化热化有异。既为总纲，温病之病因病机亦属此范畴。原文云："病有发热恶寒者，发于阳也；无热恶寒者，发于阴也。"验之临床有阳气不足者感冒而不发热，亦有阴不足者稍感外邪即发热。人之所病温者，阴不足阳有余，邪从热化也。

四、《伤寒论》治温病诸法

《伤寒论》不仅论述了温病的实质、病因病机及感邪途径，而且还散在六经中论述了治温八法。兹分述如下。

1. 清热宣肺平喘法

此法治邪热壅肺之喘，方用麻杏甘石汤。如原文第63条："发汗后，不可更行桂枝汤。汗出而喘，无大热者，可与麻黄杏仁甘草石膏汤主之。"67条亦属下后造成的同样症状。此二条谓"无大热"是指表无大热，非指无里热也。

2. 清阳明经热法

此法以辛寒药物清阳明经散漫之热，亦可治暑。以白虎汤等为代表方。如原文26条："服桂枝汤，大汗出后，大烦渴不解，脉洪大者，白虎加人参汤主之。"

3. 荡涤阳明腑实法

此法以苦寒咸寒之药组方，泻下阳明燥热与糟粕相结合的有形实邪。其症为痞满燥实。根据其结实程度有三承气汤之用。如215条："阳明病，谵语，有潮热，反不能食者，胃中必有燥屎五六枚也，若能食者，但硬耳，宜大承气汤下之。"

4. 清热利湿除黄法

此法治湿热郁蒸致使胆汁外溢之发黄。茵陈蒿汤是其代表。236条云："但头汗出，身无汗，剂颈而还，小便不利，渴饮水浆者，此为瘀热在里，身必发黄，茵陈蒿汤主之。"

5. 治湿热痢法

此法苦寒燥湿坚阴止痢。主治多种热痢，其代表方有黄芩汤、白头翁汤等。371条云："热利下重者，白头翁汤主之。"

6. 育阴润燥法

其代表方为猪肤汤。310条云："少阴病，下利，咽痛，胸满，心烦，猪肤汤主之。"此方能滋阴润燥和中止痛。

7. 育阴清热法

此法治阴虚火旺，其代表方为黄连阿胶汤。303条云："少阴病，得之二三日以上，心中烦，不得卧，黄连阿胶汤主之。"

8. 育阴清热利水法

其代表方为猪苓汤。如319条"少阴病、下利六七日，咳而呕渴，心烦不得眠者，猪苓汤主之。"

五、结束语

伤寒、温病是当前中医界存在的有分歧的两个主要学派，如果中医界的这两个学派都统一不起来，那哪里谈得上中西医结合呢？因此对于《伤寒论》中论温、治温的探讨是有极其重要意义的。

个人认为温病学派是在《伤寒论》的基础上发展起来的，它可以羽翼伤寒，是伤寒学派的分支。而不是在伤寒学派以外的一个学派。这个问题弄清楚了，就可以把伤寒和温病两大学派统一起来。这样不仅能发展中医基础理论，而且有利于提高临床诊疗水平。加快中西医结合的步伐。

【作者简介】

马寿椿（1944—），男，1982 年获成都中医药大学硕士学位，1982—1988 年于重庆中医研究所工作，后定居于美国。任美国西北东方针灸医药学院教授、美国西雅图东方针灸医药学院教授、俄勒冈州东方针灸医药学院博导，2006 年获中国中医科学院博士学位。曾获华盛顿中医针灸学会年度风云人物奖。

浅谈《伤寒论》温清并用法

◎ 徐有玲

温，指运用温热的方药以治疗寒证；清，指运用寒凉的方药以治疗热证。自从《伤寒论》问世以来，灵活运用八纲和八法辨证施治，温清并用占其辨证立法的重要位置。本文仅就学习《伤寒论》有关温清并用法的临床体会，作一些分析讨论。

一、对温清并用法的认识

临床上何以要温清并用？清代何梦瑶说："有寒热并用者，因其人寒热之邪，夹杂于内，不得不用寒热夹杂之剂，古人每多如此，昧者訾为杂乱，乃无识也。"（《医碥·反治论》）叶天士说："东垣用药，寒热并用，攻补兼施，称为医中之王道，岂模糊疑似而不分乎？"（《景岳全书发挥·反佐论》）由此可见温清并用和正治法、反治法一样，都是根据辨证来论治、定方、选药的，并不是医者随意而为之。

医理阐微

人体正常生理状态是人体内在阴阳处于相对平衡的协调状态，疾病就是人体内在生理功能失调，阴阳对立的一方发生偏盛或偏衰，即《素问·阴阳应象大论》所谓"阴胜则阳病，阳胜则阴病"。医者的职责就是以药物性味的阴阳偏盛来矫正疾病过程中的阴阳偏盛，从而解决内在阴阳失调的矛盾，恢复人体正常的平衡状态。"寒者热之，热者寒之"，这就是补偏制胜、协调阴阳的正治方法。但是事物的变化，有时是极其复杂的。我们在临床上经常遇到寒热错综复杂的疾病，出现单用以热治寒而病剧、以寒治热则病增等现象，必须温清并用以协调失去平衡之阴阳，达到"阴平阳秘，精神乃治"的目的。

二、温清并用的分类及应用

《内经》上论治法"寒者热之，热者寒之""实则泻之，虚则补之"便是指病因。又说"其高者因而越之，其下者引而竭之，中满者泻之于内"便是指病位。又说"急者缓之，散者收之……惊者平之"等，便是指症状。重要的环节在于治疗症状病位不能离开病因，所谓"治病必求于本"，因此，若寒与热这两个相互对立的病邪同时作用于机体的时候，那就需要用寒药与热药并进的方法，来消除寒热错杂的病情，恰当地发挥药物治疗病因的作用。《伤寒论》辨证立法中的温清并用，大致可概括为以下几种。

1. 寒热互结证

如干姜配黄连，干姜辛热，黄连苦寒。干姜开结散寒，黄连泄热除痞，辛热与苦寒相配，有辛开苦降之用。《伤寒论》中的半夏泻心汤、生姜泻心汤、甘草泻心汤、黄连汤、干姜黄芩黄连人参汤等，就是这类配伍的代表方剂。其中三泻心汤的共同点都是用人参、甘草、大枣甘温补虚，用黄连、黄芩苦寒清热，用半夏、干姜辛温开结。这正是半夏泻心汤的全方，所以实际上生姜与甘草泻心仅是半夏泻心汤的加减，见到干噫食臭等食滞现象较重，因而略减干姜，增加生姜以辟秽浊，散水气，就是生姜泻心汤。见到心烦痞甚等胃虚现象较重，因而增重甘草的剂量以益胃虚，缓逆气，就是甘草泻心汤。可见三泻心证都有痞利，是寒热互结，上实下虚，三泻心汤的作用，是清胃热、温脾寒。

至于泻心汤类方变通的黄连汤，与半夏泻心汤都是温清并用调和肠胃的方剂。但本方去黄芩加桂枝，偏于温散，多用于治寒热互结、胃热肠寒之呕吐、腹痛等。又干姜黄芩黄连人参汤，药用芩、连以清上热，干姜以温下寒，人参补脾益气，合用则成清胃热、温肠寒之剂，使下寒除，上热清，则寒热互结之呕吐下利自止。

上述泻心汤类方，相反相成的配伍，是温清并用的范例。寒热并用以和其阴阳，辛苦同进以顺其升降，补泻兼施以调其虚实，临床广泛运用于胃肠道疾患。只要抓住寒热并存、虚实夹杂的主要病机，有脘腹痞满、呕吐、腹鸣泄利，均可选择运用。

案一

邓某，男，38 岁，门诊号：1579。

1979 年 4 月 1 日初诊

患者脘腹痞满伴有肠鸣、腹泻 1 年余。自述胃脘至脐以上痞满而胀痛，肠鸣下利，每日 3 ～ 5 次，带少量黏液。精神倦怠，食纳减少，口干苦。大便镜检有夏科 - 雷登结晶，经某医院诊断为"阿米巴痢疾"，诊得脉细弦，舌质偏红，苔薄黄而根部厚腻。

辨证：脾胃虚弱，寒热互结。

治则：补脾健胃，温清并用。

处方：半夏泻心汤加味。

法半夏 12 克，黄连 9 克，黄芩 12 克，干姜 9 克，炙甘草 6 克，党参 30 克，大枣 15 克，白头翁 30 克，木槿花 30 克。水煎服，每日一剂，嘱服 7 剂。

4 月 10 日二诊

服药后痞满胀痛感消失，肠鸣减，利止，食量略增，舌脉如前，效不更方，守方续进 7 剂。

5 月 5 日三诊

上方连服 14 剂，自觉症状消失，大便镜检正常，仍守原方加白术

医理阐微

12 克，茯苓 12 克以资巩固。最近随访，未再复发。

按：患者脾胃气虚，湿邪内停，郁遏化热，而现脘痞烦满、腹泻肠鸣等症，故针对其脾胃虚弱、寒热并存的主要矛盾，而选用了辛开苦降、温清并用的半夏泻心汤。并加白头翁、木槿花治疗痢疾而获效。

2. 上热下寒证

如栀子干姜汤，栀子苦寒以清泄郁火，干姜辛温以温中除寒。两者寒热异性组成的方剂，是治疗上热下寒，症见身热心烦兼有肠鸣下利的方剂。陆渊雷说："寒热交错者，故以栀子清上热，干姜温下寒，与泻心、黄连等汤同义。"近年来随着中西医结合临床工作的开展，我们在治疗温热病方面，根据《伤寒论》清上温下这一法则，证之临床，确有良效，为温病的治疗开辟了新的途径。

案二

罗某，男，52 岁，住院号：35510。

1979 年 5 月 18 日初诊

患者于 1979 年 5 月 15 日开始发热恶寒，咳嗽胸痛，咯白黏稠痰，口渴思饮，16 日在某医院门诊注射青、链霉素未缓解，于 1979 年 5 月 18 日住入我院。入院检查：体温 39.5℃，脉搏 110 次 / 分。血压 100/60mmHg。肺部听诊：右肺中部及腋下有细湿啰音。实验室检查：白细胞 18000/mm^3，中性粒细胞 87%，淋巴细胞 12%，大单核细胞 1%。痰培养：乙型链球菌大量生长。胸部摄片：右侧肺炎。诊得脉浮数，舌质红，苔黄白腻。

辨证：卫气同病，痰热壅肺。

治则：清热解毒，豁痰宣肺。

处方：肺炎科研方加减。

重楼 30 克，大青叶 30 克，小蓟 15 克，葎草 30 克，瓜蒌 15 克，鱼腥草 30 克。水煎服，每日 2 剂。

5 月 19 日二诊

药后临床症状无改善，高热未降，反增肠鸣，腹泻清稀，日 10 余次，大便镜检阴性，舌脉如前。

辨证：寒凉药物损伤脾阳，上热下寒。

治则：清上温下。

处方：仍守前方加法半夏10克、干姜9克，每日2剂。

5月22日三诊

上方续服三日后，烧退，体温稳定在正常范围，诸症改善，二便如常。因汗多神倦，续进前方加黄芪24克，泡参（南沙参）30克，以益气敛汗。

5月28日四诊

汗止，咳嗽胸痛显减，精神胃纳转佳，体征消失，白细胞计数及分类也恢复至正常范围。胸部透视示肺部炎症阴影吸收。续进前方，于6月11日痊愈出院。

按：叶天士说："温邪上受，首先犯肺。"由于风温之邪已化热入里，卫分表证未罢，故发热重而恶寒轻；而温为阳邪，热邪灼肺，痰热搏结，壅遏气道，宣降失司，因而临床出现咳嗽、气促、咯痰、胸痛等痰热阻肺见症。根据"治热以寒""温者清之"的原则，投以清热解毒、豁痰宣肺的方药。但因年老体弱，"寒凉药物伤中"致使脾的升运功能受到影响，不能分别水谷，并入大肠而成泻。亦有肺炎患者初入院即呈高热腹泻，辨证属上热下寒者。对此问题。我们在不加用抗生素的前提下，进行了临床探索，通过反复临床实践，证实对肺炎上热下寒病例，运用《伤寒论》清上温下这一法则，肺炎退热作用才能得到有效发挥，从而达到病愈。

3. 外寒内热证

如麻黄配石膏，麻黄辛温散表寒，石膏辛寒清里热。麻黄得石膏则散表寒而不助里热；石膏得麻黄则清里热而不遏表寒。两者寒热相济，对外寒内热症见恶寒、发热、无汗烦躁、咳嗽痰白清稀者，有解表清里的功效。大青龙汤、小青龙加石膏汤就是这类配伍的代表方剂。二方虽同用麻黄、石膏，而主治则同中有异。大青龙汤发汗解表力强，且有清热除烦作用，适用于恶寒发热，无汗烦躁。小青龙加石膏汤，温肺化饮功多，适用于外感风寒，内停水饮，咳嗽痰稀，兼有热象。近人有用大青龙汤治疗流感，用小青龙加石膏汤治疗慢性气管炎、支气管哮喘及老年性肺气肿见喘咳、痰白清稀、口渴烦躁、苔白滑者。其他如麻黄配连翘、桂枝配大黄等，均为治外寒内热的配伍。

案三

江某，男，50岁，门诊号：3276。

1978年11月2日初诊

患者两日来恶寒发热、无汗、头痛身楚，伴有咳嗽、微喘、咯痰色白量多、稀薄起沫。口渴烦躁。体温38℃，白细胞计数正常。诊得脉浮紧，苔薄黄。

辨证：外寒内热，痰饮犯肺。

治则：散寒清热，蠲饮肃肺。

处方：小青龙加石膏汤。

麻黄6克，白芍12克，桂枝10克，干姜6克，法半夏12克，甘草6克，细辛3克，五味子5克，生石膏30克。水煎服，每日一剂，嘱服2剂。

11月4日二诊

发热恶寒消失，头疼见轻，咳嗽缓解，舌脉如前，仍守前方续进2剂。

11月7日三诊

诸恙悉减，咳嗽均平，脉平，苔薄白，续以调理而愈。

按：肺为娇脏，喜清肃，外合皮毛，最易感受外邪侵袭。《内经》病机十九条："诸气膹郁，皆属于肺。"膹为气上逆而喘，郁为闭寒。暴喘在肺属实，是外邪郁闭而致咳喘，宜宣通肺气，透邪外出。尤在泾说："外邪内饮相搏之证，而兼烦躁，则夹有热邪，麻桂药中必用石膏。"陆渊雷说："小青龙加石膏汤，喘咳而表候剧，此其辨也。"因而投以上方温清并进，表里双解而获效。

小结

温清并用是张仲景朴素唯物两点论的具体应用。张仲景紧紧抓住疾病中的正邪双方及其相互消长，具体地辨别疾病中的矛盾而立温清并用之法，既有相互协同、相互促进的常法，又有相互制约、相反相成的变法。后世医家在《伤寒论》的启发下，使这类方剂有了进一步发展和提高。如温清并用的左金丸、二妙散等。今天，需要以辩证唯物主义和历史唯物主义为指导，运用现代科学方法认真学习、继承，加以整理提高。

【作者简介】

徐有玲（1919—2013），男，重庆人，重庆市中医研究所主任医师，重庆市名老中医，首批全国老中医药专家学术经验继承工作指导老师。幼年随祖父发蒙并诵习医经，1935年赴上海新中国医学院系统学习中医理论，抗日战争爆发返渝，至桐君阁药房行医，1955年调重庆市第二中医院工作。1956年赴北京中医学院教学研究进修班进修一年半后，1960年调重庆市第一中医院工作。期间曾调至外科医院肝胆科进行肝胆急腹症中西医结合工作年余。

治温之要

◎ 王希知

温病是多种急性热病之总称。温病类型固然很多，但就其病变性质而论，可分为温热与湿热两大类。其中"风温"属于温热类，而它的整个辨证施治规律是具有代表性的。故凡属温热类型的温病，若能掌握风温的证治规律以治其他温病，则不失为治温之要法。

风温的辨证施治，抓住表证、化热、入营、伤阴四个关键问题，亦可称为治温之要法。

1. 表证

从病程说是初期，从主证说是恶风恶寒，即所谓："有一分恶寒即有一分表证。"当然，外感温热病，鲜有不发热者。惟温热病初期的恶风恶寒的程度轻，消失快。须要注意的是恶风恶寒消失后，无其他的变化时，仍应属于表证，必待恶风恶寒消失后，身热增高，口渴引饮，这时才可认为是入里化热了。既是外感表证，又属温热，则治应辛凉，所以这时的治疗原则应是透邪外出，不要急于清里。若能使邪从外出，便是削弱内传的趋势，亦即叶天士所说"在卫汗之可也，到气才可清气"。因此，若只用银翘散中之金银花、连翘，而忽视方中之淡豆豉、荆芥、薄荷等，这显然是欠妥的。

2. 化热

其特征是恶风恶寒已消失，身热增高，口渴引饮，多汗。这时须分清：①开始化热，热邪仍在肺者，可用桑菊饮加石膏，微辛透泄清解之；②热邪已传里入胃，则应用白虎以清中焦。更须注意者，初期病在气分，治疗原则应清气，但不等于泻火，故如黄连等苦寒之味应在慎用之列。

3. 入营

临床有很多严重证候多在此时出现，故治温热病应及早注意入营的苗头，须要把好这一关。若邪已入营时，亦应设法转归气分，亦即叶天士所谓："入营尤可透热转气。"因此，把关、转气二者为此时之急务。如何把关？掌握其前驱证是也。以舌质红绛，苔色渐呈深黄少津，伴见烦躁不安为其特征。为何转气？即在清气方内加牡丹皮、赤芍等清泄营分。但切忌一派滋阴遏伏之味。至若病邪已深入营分而出现：①神昏，合目便谵语，或时昏时醒，或完全昏迷；②出斑疹；③出血。这些即表示病情趋向恶化，易生剧变。多取紫雪、至宝、犀角地黄等开窍、止血等急救措施。此处所指入营，乃病邪的根据地未完全脱离中焦而言。故为清营汤系清营和清气并重之方，玉女煎、化斑汤均在白虎汤的基础上加减。

4. 伤阴

这时为温病最后阶段，亦即由邪盛转为正虚的阶段。所谓伤阴，指精血亏损，病在肝肾。肝藏血、肾主阴，阴血亏损，余热稽留，或风阳妄动，出现潮热、口糜、耳聋、齿焦、心悸、眩晕、抽搐、痉厥、舌光干绛、脉细数微弱。此时须以养血滋阴为主，佐以潜阳息风治标，如加减复脉、三甲复脉、大定风珠等。阴复则生，不复则危。

温病属于湿热类的，湿温最有代表性。但其实也没有脱离治风温的一般规律。湿与热特性不同，湿热相结，犹油入面，缠绵难解，黏滞难化，治疗有矛盾，若清热太过，则留湿致困，养阴不当，反成蒙蔽，用药最难。叶天士曾说："法应清凉，然到十分之六七，即不可过于寒凉。"这便是照顾湿邪。治湿温之法，透、化、渗、清是为基本原则。本病早期湿重于热者，则以化湿为主，使湿去热孤，清之而愈，化湿之法，湿郁上焦也，以芳香化浊为主；湿阻中焦者，以苦温燥湿为主；湿盛者下焦者，以淡渗利湿为主。至若湿从热化，热重于湿者，则应以苦寒清热为主，兼以化湿。一般说来，三仁汤可为治湿温之通用方。本方以杏仁之辛宣肺气以开其上；白蔻仁、厚朴、半夏之苦辛温通以降其中；薏苡仁、通草、滑石之淡渗湿热以利其下。较符合透、化、渗、清之基本原则，俾上、中、下俱得其治之法。当然，本方固三焦兼顾，其实偏重中焦。其芳香苦辛，轻泄淡渗之作用，是不能应付湿温之变化多端的。所以《温病条辨·中焦篇》尚有加减半夏泻心汤、三香汤、茯苓皮汤、橘皮竹茹汤、黄芩滑石汤、薏苡竹叶散等方，这些方剂应用了芩、连、翘等三仁汤以外的一些药物。不过，若能以三仁汤为主，依据证情选用这些方剂的药味随证加减也是一个方法。

湿温证的几个重要证候应抓住其特点注意区别对待。

1. 发热

其特点是：稽留不清，午后增高，汗出热不解，舌苔黄腻，脉来濡数。治疗时应注意以下几个问题。

医理阐微

（1）不能作风温表证治而用发汗法，用发汗法则湿热熏蒸，易致神昏；

（2）不能作日晡潮热治，用凉药则湿不化，用下剂则泻利；

（3）不能作寒热往来治，用和解升散，则增加烦闷；

（4）不能作阴虚治，用滋腻则邪更胶结，纠缠不清。

合理之治法，应以清化，佐以宣透，如加用大豆黄卷以透发中焦陈腐之气，从表外泄，但此不同于宣肺发汗。此外如藿香、佩兰之芳香透泄，亦多常用。

2. 便溏

其特点是：次数不多，肛门觉热，气味臭秽，此正为湿热有出路之征，固不可误认下利而误予厚肠止涩之味，有时可用大腹皮之轻泻以利导之。

3. 伤津

产生伤津之由，在于湿遏热伏，多在湿未化除，津液先竭所致。其特点是：舌苔深黄厚腻而糙，干燥如沙皮，或多裂纹。此时可用甘寒养胃之品，如石斛、天花粉、芦根，佐以佩兰、橘白、滑石之清化。不可因苔厚腻而强调化湿。更须注意者，时觉舌燥，尤以睡醒时更甚，自觉舌短缩，语言不便，但无沙皮、裂纹，亦不引饮，饮亦不多，此非伤津，乃湿阻津不上承所致，故治须清化为主，不必生津。

4. 足冷

一般作为阳虚。但在湿温证中则是湿阻阳气不能外达所致。湿化则阳通，足自温，应忌用桂、附温阳。此即叶天士所说的"通阳不在温，而在利小便"。

5. 神昏

湿温证之神昏，论其病机多由湿热蒙蔽，不同于热入心包。其特点是：神志似明似昧。一般不用紫雪、至宝，轻者可用甘露消毒丹，重者用神犀丹。因此二方均以清温结合芳香化浊，宣透开窍，旨在照顾湿浊。

【作者简介】

王希知（1915—2006），男，湖北武汉人。重庆市中医研究所主任医师，重庆市名中医。1931年从师于祖父、伯父，后从师清末宫医周惠庵及湖北黄冈儒医刘云湖，1934年毕业于武昌国医讲习所，20岁开始在武昌行医，抗战时转重庆行医。1958—1960年选送入北京中医学院教学研究班学习，返渝后任教重庆市中医进修学校，后调入重庆市中医研究所（原重庆市第一中医院）。

风温湿温诊治简要

◎ 王希知

一、风温

本病是由于风热病毒侵入人体所引起，多发于冬春季节。"温邪上受，首先犯肺"是本病初起的病变所在。论其传变，概而言之，一为顺传阳明，一为逆传心包，最后多陷入风动痉厥，肝肾阴伤。均是渐次入内，证候虽然步步严重，苟能谨守卫、气、营、血之病机，随证施治，固可易收全功。在诊治过程中，早期邪袭肺卫，宜用辛凉解表，祛邪外出，如葱豉桔梗汤之属（葱白、淡豆豉、桔梗、薄荷、连翘、竹茹、甘草）；邪热壅肺，身热烦渴，喘咳，脉数苔黄，用麻杏石甘汤（麻黄、杏仁、石膏、甘草），以清宣肺热。

邪热顺传阳明，在经"四大症"（大热、大渴、大汗、脉洪大）具者，宜用白虎汤（石膏、知母、甘草、粳米），可酌加芦根、滑石，能清热生津，导阳明之热邪从小便而出。在腑以便秘腹满拒按为辨证要

医理阐微

点，用调胃承气汤（芒硝、大黄、甘草），攻下有形之热结。

热陷心包：热邪由卫径入心包者方曰逆传，兼有腑实者仍为顺传，热邪逆传心包，灼热肢厥，神昏谵语，舌蹇，可用清宫汤（犀角、玄参、莲子心、麦冬、竹叶、连翘），送服安宫牛黄丸，以清心开窍。热入心包兼有腑实者，前证更有便秘，腹满，按之硬痛，宜用牛黄承气汤（安宫牛黄丸、大黄），以清心开窍，攻下热结。

风动痉厥，一为邪热深入厥阴，壮热，头昏胀痛，狂乱痉厥，舌红苔燥无津，脉弦数等一派肝经热盛动风之证，用羚羊钩藤汤（羚羊角、钩藤、桑叶、菊花、茯神、川贝母、白芍、甘草、生地黄、竹茹），以凉肝息风。一为邪热顺传阳明之后，热盛引动肝风，用白虎汤清泄胃热，加羚羊角、钩藤以息肝风。一为心营热盛，引动肝风，神志昏迷，灼热肢厥，手足抽搐，舌质红绛，用清宫汤加羚羊角、钩藤、牡丹皮、紫雪丹，以清心开窍、凉肝息风。此三证皆属实证，应以祛邪存阴为急务。

肝肾阴伤：风温之最终转归，因真阴亏耗，虚热上扰，则身热面赤，因阴液亏损，不能上济则口干舌燥，肾精夺不能上济则耳聋，治用加减复脉汤（地黄、阿胶、麦冬、白芍、炙甘草、火麻仁）以滋养肝肾之阴液。若虚风内动则手足蠕动，甚或抽搐，时时欲脱者，宜大定风珠（阿胶、鸡子黄、白芍、炙甘草、五味子、龟甲、鳖甲、牡蛎、麦冬、地黄），以滋阴养血、平肝息风。

二、湿温

湿温为黏腻之邪，如油入面，最难速效。其病变较复杂，且常易突变，故本病有三大特点：①起病缓慢；②病程较长；③病程中常有突变。病变固较复杂，但若能明辨以下三型亦可执简驭繁：①湿重于热；②热重于湿；③湿郁发瘰。此外必须掌握其表、里、气、血之层次，亦为诊治中重要关键。

论其治则，概言之有透、化、渗、清四法。论其诊治，简要言之。

（一）湿热在表、湿重于热

其特点为：恶寒身热不扬，午后热甚，头身重痛，苔厚白腻，脉濡缓，宜芳香宣透法，用藿朴夏苓汤（藿香、厚朴、法半夏、茯苓、薏苡仁、白蔻仁、淡豆豉、泽泻、猪苓）以芳化湿邪。

（二）湿热在卫气之间，偏重在气，湿盛热微

其特点为：发热较重而恶寒轻，有汗，身热不扬，胸痞，口渴而不多饮，舌苔白滑，脉濡缓而滑，宜用辛开芳化，清热渗湿法，三仁汤加减（薏苡仁、白蔻仁、杏仁、厚朴、通草、滑石、法半夏、竹叶）。

（三）湿热全入气分

1. 热重于湿

不恶寒而反恶热是为判断准则。此时因热邪蒸湿外出，则汗出黏臭，热邪蒸湿上腾，则头如裹蒙，甚则昏昏欲睡、口渴、烦闷呕恶、舌苔黄腻。宜用清热为主、兼以化湿法，用王氏连朴饮（黄连、厚朴、栀子、淡豆豉、法半夏、菖蒲、芦根）加黄芩、滑石。

2. 湿热并重

其特点为：发热身倦肢酸、胸闷腹胀、呕恶尿赤、舌红、苔薄腻、脉弦数而濡滑。宜芳香化浊、淡渗利湿、苦寒清热三者合用，甘露消毒丹加减（黄芩、连翘、滑石、木通、茵陈、菖蒲、藿香、白蔻仁、贝母、射干、薄荷）。

3. 湿热久郁气分，外发白痦

其特点为：胸腹颈项发出白痦，晶亮如水泡，望之中空无物，全身发热，有汗不解，身痛，胸闷欲呕，苔黄滑而腻。宜清利湿热，透邪外达，用薏苡竹叶散（薏苡仁、竹叶、连翘、滑石、茯苓、通草、白蔻仁）。

4. 湿热痰浊蒙闭心包

其特点为：身热不甚，时或神昏谵语间有清醒之时，苔黄垢腻，脉滑而数。宜用涤痰开窍、芳香化浊、消利湿热法，选用菖蒲郁金汤（菖蒲、郁金、竹叶、竹沥、姜汁、连翘、菊花、栀子、牡丹皮、牛蒡子、滑石）、玉枢丹之属。

医理阐微

· 55 ·

（四）邪热入于营血

1. 湿热化燥，大便下血

宜用凉血解毒法，选用犀角地黄汤加减：犀角、生地黄、白芍、牡丹皮、连翘、紫草、茜草、金银花炭。

2. 下血过多，气虚欲脱

用回阳固脱、敛阴止血法，急用参附汤（人参、制附片），待病情稍缓，继服黄土汤（制附片、地黄、阿胶、白术、黄芩、甘草、灶心土）加人参、白芍。

湿温病辨治要点

◎ 陈璞庵

一、湿温的病机

1. 外因

湿为阴柔之邪，热属熏蒸之气，湿热相搏，蒙蔽于上，清窍为之壅塞，名为湿温。多发于雨季时期，其病原一般说来多从口鼻而入。

2. 内因

常先有肝郁不舒、肝胃不和等，导致脾胃之消化失常，食滞油腻阻塞于中，外邪乘虚而入，《内经》曰："邪之所凑，其气必虚。"即此意也。

二、证候特点

薛生白曰："湿热证，始恶寒，后但热不寒，汗出胸痞，舌白，口渴不引饮。"此为湿温证之提纲也。我体会，头重身痛，胸腹痞胀，口渴，不引饮，汗出热不退，脉濡，病情不易传变，为其临床鉴别要点。

1. 与伤寒鉴别

伤寒因阳气不足，卫阳不固，寒邪外束，恶寒头痛明显，脉浮紧，多有传变，为今日太阳，明日阳明。

2. 与温热证鉴别

温热证多因内阴不足，感受外邪，热势颇重，恶寒很轻，心烦明显，脉洪数，病势速变，易逆传心包。

三、治法

用芳香化浊、清辛之剂，达邪出表，固为湿温治疗原则，但因湿温先常有肝郁不舒、脾胃消化失常等原因，因此温化中焦、舒气开郁亦为重要，吾常用薛生白达原饮化裁，药用白蔻仁、藿香、桔梗、枳壳、郁金、六一散、菖蒲、佩兰等味，若合以三仁法，并有淡渗利湿之功，显效更明。

治疗湿温注意两点。

1. 辨证准确，抓住时机

湿为阴邪，疗程较长，若辨证准确，及早用达原饮加减与三仁汤并用，使邪无立足之地，可收速效，若误认为伤寒而用桂枝柴葛重在发汗，则药不对证，邪势反从内攻，不但病延日久，邪盛心虚，内传心包，演成险候。设或误认为温热而用凉润之品，则病深不解，湿邪化热传营，久久不愈，所以治湿温忌汗、忌润。汗之则神昏、耳聋，甚则目瞑不欲言，润之则病深不解。

2. 注意患者身体强弱及阴阳所偏

如病后阳虚自汗，口味不佳，神倦肢软，这是病者本身阳气不足，在治疗中要注意患者身体强弱，以及阴阳之所偏。叶天士说面色白者要顾其阳气，湿胜则阳微也，清凉用到十分之六七，即不可过凉，盖恐湿热一去阳亦衰微也，反之面色苍黑者，一定要顾其津液。

总之，治湿温，首先要认证清楚，用药才能准确，再则要抓紧时期以求速效，注意患者身体强弱，以及阴阳之所偏。

医理阐微

附案

邱某，男，42岁，本院职工。

持续恶寒发热 10 天，下午尤甚，体温波动在 38～39℃，全身酸痛乏力，伴全身浅表淋巴结肿大，如绿豆至蚕豆大小，质中活动，触痛明显。1960 年曾患黄疸型肝炎，反复发作四年，已愈。此后查肝肋下 1.5cm，脾侧位 0.5cm 范围内，白细胞 6600～8150/mm^3，分类正常，中性粒细胞内有中毒颗粒。于 1976 年 6 月 16 日入院，拟诊为淋巴结炎？淋巴结核？淋巴瘤？沙门菌属感染？传染性单核细胞增多症？

经补液等对症治疗 3 天，体温未下降。21 日用氯霉素 2 毫克 / 日静脉输入，同时服中药重剂银翘白虎汤加大青叶、板蓝根、葛根等二剂，继投五味消毒饮加味二剂，体温不降，在 39℃ 以上，白细胞下降至 3200～3600/mm^3，乏力，全身酸痛，胸闷胀加剧，肝肋下 3cm，脾侧位 1cm，肝功谷丙转氨酶 279U/L，肥达反应二次阴性，血培养二次无生长，嗜异性凝集试验阴性。停用氯霉素，改用氨苄青霉素 4 毫克 / 日。

1976 年 6 月 24 日初诊

寒热如虐，头身痛楚，不安眠，进食 2～3 两 / 日，口不知味，胸闷脘痛，颈生瘰疬，病延不解已 19 日矣，体温 39℃ 左右，面色淡白，大便 3 日未解，脉息浮滑而数，舌白尖红。

此病为湿温，湿热气郁与痰滞阻于膜原，清窍为之壅塞，发热而面色淡白，项生瘰疬知其郁闷已久，邪无出路，急拟达原饮法合三仁汤，芳香化浊，达邪出表，疏通气机，渗湿于热下，上下分消。用达原饮而不用槟榔、草果者，因其体弱病重，阴气已伤，不可再伤其阴。

处方：厚朴二钱，神曲二钱，黄芩四钱，法半夏二钱，苍术二钱，六一散八钱，佩兰二钱，杏仁二钱，薏苡仁一两，白蔻仁一钱，淡竹叶二钱，通草一钱，鲜荷叶一角。一日服，二剂。

1976 年 6 月 25 日二诊

服药后，胸闷身痛减轻，肛门矢气多，自觉舒适，大便已通，饮食略进，体温 38.4℃，脉息浮大，舌尖红，苔黄。

拟桑菊饮与银翘合用，使邪热顺势外解。

处方：桑叶四钱，菊花四钱，金银花一两，芦根一两，甘草一钱，桔梗二钱，生石膏八钱，六一散八钱，竹叶二钱，鲜荷叶一角。一剂。

1976 年 6 月 26 日三诊

热势略减，身出微汗，食、眠均觉好转，进食 4 ～ 6 两 / 日，脉浮滑，舌苔黄黑。

恐其湿邪去而未尽，拟薏苡竹叶散。

处方：薏苡仁一钱，竹叶二钱，六一散一钱，白蔻仁一钱，连翘二钱，茯苓四钱，通草一钱。二剂。

1976 年 6 月 28 日四诊

胸闷缓解，食眠转佳，进食 6 两 / 日，午后潮热，体温 37 ～ 38℃，夜半方退，恶冷已解，右脉浮洪，左手脉较小，舌干微黄少津，肝功正常。此表邪虽解，里热复炽，所谓外邪引动内热。

拟青蒿鳖甲汤加羚羊角粉，防其热极生风。

处方：青蒿一钱，鳖甲六钱，生地黄四钱，牡丹皮四钱，知母二钱，南沙参一两，北沙参一两，茯苓四钱，甘草二钱，桑枝一两，白芍二钱，地骨皮一钱，羚羊角粉五分。二剂。

1976 年 6 月 29 日五诊

体温 37 ～ 38℃，大便日二次，热势已退；唯手足心热，自汗。骨髓穿刺报告示增生，证属阴虚内热，拟养阴益气，以原方 2 剂，加牛黄清心丸 2 粒。

1976 年 7 月 1 日六诊

体温 37℃，食纳好，饮食 8 两 / 日，睡眠亦佳，身出微汗，脉虚大，舌干。

处方：南沙参二两，北沙参二两，甘草二钱，桑枝一两，白芍二钱，陈皮二钱，茯苓四钱，玄参二钱，麦冬二钱，生牡蛎一两。三剂。

1976 年 7 月 3 日七诊

全身红疹，食眠尚佳，脉息浮洪且大，舌苔白，体温 39.3℃。停氨苄青霉素。证属热邪外出、阴气两虚，拟清热解毒、扶正祛邪。

处方：金银花一钱，连翘四钱，麦冬四钱，玄参四钱，紫草皮四钱，紫花地丁八钱，牡丹皮四钱，西洋参二钱，甘草二钱，生地黄四钱，竹叶四钱，羚羊角粉四分。二剂。

一天后热退，三天后全身皮疹退尽，淋巴结肿大消失，病已痊愈。观察3周体温正常，出院。

【作者简介】

陈璞庵，1958年11月由重庆市卫生局选调至重庆医学院第一附属医院工作，系重庆医学院第一附属医院（现重庆医科大学附属第一医院）中医科创始人之一，平时忙于诊务，较少撰述。拟有润燥益阴汤传世，在20世纪50年代献方运动中献出多首验方。

温热病辨证施治要点

◎ 陈璞庵

一、病机

温热病原与伤寒迥异。伤寒伤人之阳，由表入里，温热伤人之阴，阴气先伤，阳气独发，温热乘虚而入。吴鞠通曰："温热者，春末夏初，阳气弛张，温盛为热也。"温热由口鼻吸受而入者居多数，感受而入者，仅十之一二。《内经》："冬伤于寒，春必病温。"言冬不藏阳，寒邪乘虚而入，伏邪内蕴化热，已非一朝一夕，其人阴气大伤，自不待言。遇到春令，阳气大发，客邪与之相合，一发即成燎原之势，为温热病最深最重者。

小儿急惊风症，演变极快，表现为热极生风之症状，病情险恶，危在旦夕。

二、辨证

温热证初起有似伤寒，但伤寒伤人之阳，留恋在表，遂化热入里，寒性收引，恶寒甚，且多传变，温热化热最速，寒轻而热重，昼轻而夜重。伤寒脉浮紧，温热脉浮数。叶氏论曰："温邪上受，首先犯肺，逆传心包。"我在临床上见有温热病，重者一二日即神昏谵语，不省人事，险象毕露，脉浮洪，按之搏指，舌黄燥。此即伏邪化热与外热相合，兼以酒食痰滞相助为病。其人阴气先伤，阳气独发，不能支持，为温热症最重之一。邪热一陷，里络即闭，宜开其闭，"恐其昏厥为痉也"。

如有饮食酒热痰滞结于胸腹，其人烦渴，舌腹痛胀，甚则拒按，大便秘，小便涩痛，脉左坚牢，舌老黄，形成腑气不通之证。

如有病退而身热不解已六七日，脉软数，舌干少津，此为病退而阴气未复之证。

小儿急惊，先壮热而后抽搐、神昏，此属于急惊。不发热而发生抽搐，为之卒中风痰，与热极生风大不相同。

三、论治

治温热病最重要的是认识时机，机不可失。因温热变化极速。叶氏曰："务在先安未受邪之地，恐其陷入易易耳。"

如有高热，一般习用清热解毒之法，清营汤、青蒿鳖甲汤，加羚羊角粉等加减。据我个人临床之经验，用鲜芦根二三两，六一散二两，与地浆水并用，频服退热，疗效颇佳。

遇大便结，小便赤涩，腑气不通之证，宜尽早下之，如导赤承气汤法，既可加速退热，又可防止形成陷证。若出现昏迷陷证，用此法亦可减轻昏迷程度。

若现昏迷抽搐之症状，宜急开其闭。如叶氏所曰："非菖蒲郁金等所能开，须用牛黄丸、至宝丹之类，以开其闭。"

温病六七日以外，壮火稍甚者，此属病退而阴未复，悉以复阴得

医理阐微

· 61 ·

效。我在治温热病中，禁用柴葛之类，不可重发其汗，否则复伤其阴，邪势反从内攻，易演成内闭之重症。

温热闭脱浅识及其治验

◎ 陈枢燮

闭与脱是临床上常见的病理变化所引起的不同证候。如"中风"由闭转脱，"血痹虚劳"由大热引致大厥，等等。这里仅就温热病的闭、脱略谈肤浅体会及其治验。

"闭"与"脱"是两种不同证型，多见于温热病后期阶段。与内外因素密切相关，如禀赋素虚，机体抗御能力低下，或因误治，如误汗、误下，导致温毒内陷营血，劫伤津液精血，夹痰动风，惊厥叠生，邪逼心脑，造成"阴竭阳脱"之险局。但亡阴与亡阳不是孤立的、绝对的，而是息息相关的。因此，在"闭"证中往往暗伏"脱"证危机。关于治则，保津存阴实属首要，回阳救逆、温补固脱亦属重要法门。

案一

欧某，女，36岁，工人。

患者患系统性红斑性狼疮，狼疮性肾炎，狼疮性脑膜炎。高烧近一月，起退反复，神昏谵语，时而躁扰不安，手足抽搐，痰鸣如涌，尿极少，舌质胖嫩而绛红，苔光洁，少津，脉细数。

辨证：热毒夹痰，邪犯心脑，阴津受损。

治法：养阴，豁痰，解毒，开窍。

处方：犀角地黄合清宫汤化裁。

犀角粉（三次分冲）6克，细生地黄15克，赤芍12克，白芍12

克，粉牡丹皮 12 克，莲子心 9 克，竹茹 15 克，胆南星 6 克，天竺黄 12 克，麦冬 24 克，天花粉 15 克，瓜蒌仁 12 克，白茅根 31 克。另用局方至宝丹 1 粒，日 2～3 次。并备用独参汤防脱。

服上药数剂至一周后神志基本转清，但偶有谵妄，身热退，时而频频咳嗽，痰稠不畅，二便尚通，脉未变，舌质红，苔薄黄，此闭证已罢，肺失清肃，原方去犀角，加苇茎、杏仁、黄芩，此后病情显著好转，继以生脉散合叶氏养胃汤善后调理。

案二

梁某，男，58 岁，营业员。

因慢性支气管炎、肺气肿、慢性肺源性心脏病伴重度感染，入院。经西药治疗一度好转，然于四天后体温下降，突然头身冷汗淋漓，呼吸迫促，痰鸣，唇指及全身紫黯，肢指厥冷，神志模糊不清，血压由 124/78mmHg 降至 70/30mmHg，舌苔白，两脉沉微欲绝。

辨证：阴竭阳脱。

治法：回阳救逆，佐以存阴豁痰。

处方：参附汤和生脉散化裁。

红参 9 克（单熬冲服），熟附片 15 克（先煎），玉竹 31 克，麦冬 15 克，炙远志 9 克，陈皮 12 克，法半夏 12 克，炙甘草 9 克。另红参粉分 2 次单服，并配合补液。

翌日病情好转，血压回升，但仍神昏、尿少，予原方加茯苓 31 克，泽泻 12 克，再进数剂，病情继续减轻。继以益气宁心、豁痰纳肾之法善后，历时月余，临床症状基本消失，出院。

案三

徐某，男，74 岁，工人。

素有高血压史，近六天发烧，咳嗽，胸痛，痰如铁锈，伴气喘，心悸。入院时，体温骤降，血压一度不升，后为 50/30mmHg，神志恍惚不清，四肢厥冷，汗多淋漓，颜面晦黯，目光呆滞，唇指青紫，痰鸣息促，舌质黯，苔黑，两脉细微而结代。西医诊断：肺炎（休克型）。

辨证：阴竭阳脱，痰浊犯肺。

治法：回阳救逆，存阴豁痰。

处方：用红参9克（单煎冲服）、熟附片31克、川芎9克当晚服，翌晨继原方加玉竹31克、茯苓31克、京半夏15克、炙远志9克、瓜蒌皮15克。另用红参粉分次单服。并配合西药处理。

患者神志逐渐清楚，四肢转温，汗止息平。但血压回升后极不稳定，脉仍细弱而结代，此心阳不振，痰阻血脉所致。

处方：党参31克，熟附片15克，桂枝4.5克，白术15克，茯苓31克，炙甘草9克，法半夏12克，陈皮12克。共服九剂，病情明显好转。

继以参附汤加茯苓、白术、当归、川芎活血通脉以善其后，临床症状消失，肺炎痊愈，出院。

【作者简介】

陈枢燮（1922—2004），男，重庆人，重庆市中医院主任医师，重庆市名中医，全国第二批名老中医药专家学术经验继承工作指导老师。在中医内科、妇科、眼科均有颇深造诣。自幼受业于名医吉子然，后求教于冉雪峰、胡世城、徐世英等名医。抗日战争时期先后在渝同仁国药号、大中国药号悬壶行医。新中国成立后在庆余堂行医，1955年进入重庆市中医院工作。荣获四川省劳模和重庆市劳模称号。

温病痉厥闭脱辨治初探

◎ 徐有玲

温病是感受四时不同温热病毒所引起的多种急性热病的总称。各种不同类型的温病，虽各具特点，但它们之间，也存在着共同性。如病因方面，均为温热病毒，以温为阳邪，必从火化，因之在病机方面，易于化燥伤阴。表现在证候方面，初起即见热象偏盛而多有口渴；在病变过程中易于出现痉厥及闭脱。兹试从痉厥闭脱四者的病因病机及辨证施治，初步探讨如下。

一、痉厥

痉，俗称惊风或抽风，以突然发生四肢拘挛，难以屈伸，牙关紧急，甚则角弓反张为特征。如《金匮要略》云："病者身热足寒，颈项强急，恶寒，时头热，面赤目赤，独头动摇，卒口噤，背反张者，痉病也。"厥，俗称昏厥或厥逆，是指卒然昏蒙，不省人事，四肢厥冷。如叶香岩《三时伏气外感篇》云："夏令受热，昏迷若惊，此为暑厥。"

厥证与昏迷的鉴别：从临床表现看，昏迷是持久的意识丧失，而厥证则是一种短暂的失去知觉和行动能力的状态，且一般能在短时间内逐渐苏醒。这两种证候，在一定情况下常同时并见，故临床上每以痉厥并称。如薛生白《湿热病篇》云："火郁则厥，火窜则挛……所以痉之与厥，往往相连。"

（一）病因病理

中医学认为肝为风木之脏。"肝主风"，"风者善行而数变"，如热盛引动肝风，可出现抽搐、拘挛，或突然昏厥。如《内经》指出："诸暴强直，皆属于风。""诸风掉眩，皆属于肝。"故前人有谓"风非火不动，火非风不发，风大相煽而成惊风……肝脏主之"，认为痉厥的发生是风火为患的结果，主要多与肝有关。例如：

1. 感受温热病邪入里，邪热内盛犯肝，引动肝风，所谓"热盛风动"，风火相煽，侵扰筋脉。

2. 温热病后，阴液亏损，不能滋养肝脏，导致"虚风内动"。

（二）诊治要点

1. 痉厥虚实的区分

痉厥一证，就温病而言，主要可分虚实两型，实者多见四肢抽搐，热深厥深，舌绛，脉来弦数，或谵语昏狂之象；虚者每有手足蠕动，热势不甚，脉来细数无力。

2. 热厥与寒厥的区分

痉厥每身体灼热而手足反见厥冷，所谓"热深者厥亦深，热微者厥亦微"，称为热厥，故热厥必定厥与热同时并有。寒厥者，手冷过肘，足冷过膝，非经用药，不能回温，且厥热必不同时并见。如叶香岩《三时伏气外感篇》云："大凡热深厥深，四肢逆冷，但看面垢齿燥，二便不通，或泻不爽为是，大忌误认伤寒也。"

3. 气营实风的区分

气分热盛动风，与营分热盛动风，在实风病型中比较多见，因此两者必须明辨。凡气分热盛动风，苔必黄而燥，口必渴欲冷饮；营分热盛动风，必有斑疹隐隐，口反不甚渴，舌质绛红而无苔。

4. 痉厥的治疗

主要分辨虚实。前贤有谓"热甚生风，热解则风自愈"和"热邪劫阴，累及肝肾，木劲动风，滋阴镇肝即可息风"的理论，因此实证一般宜清热解毒，凉肝息风；虚证治宜滋阴养血，平肝息风。

（三）辨证施治

1. 气分热盛动风

主证：壮热，汗大出，渴欲冷饮，手足瘛疭，甚至角弓反张，苔黄而燥，脉洪大。

治法：清热解毒，凉肝息风。

方例：白虎汤加减。

生石膏 30 ～ 60 克，知母 12 克，甘草 6 克，金银花 15 克，连翘 24 克，黄连 9 克，钩藤 24 克，羚羊角 3 克（研末冲服），如无羚羊角加地龙 12 克，僵蚕 12 克。

附注：为增强清热解毒效果，可选用中药针剂。

（1）穿琥宁 300 毫克（每支 20 毫克）加入葡萄糖内静脉滴注。

（2）五味消毒饮针剂，每次 15 ～ 20 毫升加入葡萄糖内静脉滴注。

（3）如为肺炎则用鱼腥草针 20 支（每支 4 毫克）加入葡萄糖内静脉滴注。

2. 营分热盛动风

主证：壮热肢厥，心烦躁扰，手足瘛疭，斑疹隐隐，口反不甚渴，舌质红绛，脉细数。

治法：清营泄热，凉肝息风。

方例：清营汤加减。

犀角（用水牛角 30 克代，切片先煎），生地黄 15 克，玄参 24 克，丹参 24 克，竹叶心 12 克，麦冬 24 克，黄连 9 克，金银花 15 克，连翘 24 克，羚羊角 3 克（研末冲服，如无羚羊角，改用地龙 12 克，僵蚕 12 克），钩藤 24 克。

加减：抽搐较甚者，可用止痉散（蜈蚣、僵蚕、全蝎、地龙等分为末，每服 1.5 ～ 3 克，日 2 ～ 3 次）。如热甚者，再加紫雪丹。

附注：亦可选用上述中药针剂。

3. 虚风内动

主证：温热病后精神疲倦，面颊潮红，手足蠕动，偶有抽搐，舌绛苔少，脉细数。

治法：滋阴养血，平肝息风。

方例：三甲复脉汤。

炙甘草 6 克，生地黄 20 克，白芍 15 克，麦冬 24 克，阿胶 12 克，火麻仁 12 克，牡蛎 30 克，龟甲 24 克，生鳖甲 24 克。

二、闭脱

凡意识完全丧失，不省人事，或神志迷糊的严重证候，在中医学属于闭证或脱证的范围。闭证一般以阳证、实证、热证多见。如叶香岩《三时伏气外感篇》云："热邪逆传膻中，神昏目瞑……诸窍欲闭。"脱证系元气衰惫，阴阳离决。如吴鞠通《温病条辨》云："热邪久羁，吸烁真阴，或因误表，或因妄攻，神倦瘛疭，脉气虚弱，舌绛苔少，时时欲脱者。"此外，如闭证过久、过深，使正气为之耗竭，则可由闭证转化为脱证，称为内闭外脱，脱证多表现为亡阴亡阳。

（一）病因病理

中医学把大脑皮层的精神意识和思维活动归属于心，故有"心藏神""心主神明"之说。同时中医认为心的外围有一层包膜（即心包），对心脏起保护作用。外邪侵入人体时，一般都是由外至内，由表入里，所以外邪侵犯心脏，心包先受影响。如温病高热的神昏谵语，认为是热入心包的表现。例如：

1. 火热病邪郁结成毒，热毒犯心，或阴虚阳热亢盛，导致热闭心窍——闭证。

2. 热闭日久，正气亏损已极，出现阴阳两脱，心神耗散——脱证。

（二）诊治要点

1. 闭脱的鉴别

温病热闭每伴有身热、神昏谵语、面红、烦躁、口干、舌红、脉数等一系列热证表现；脱证在疾病后期发生，可见昏迷、面白、肢体厥冷、大汗不止、脉微细欲绝等生命垂危的现象。

2. 热闭的转变

从中医学文献结合临床观察，先则"夜寐不安"，"目常开不闭或喜闭不开"（意即直视或嗜眠状态）；再剧，则"精神不了了，时有谵语"。

3. 脱证的转变

热邪炽盛，阴分耗伤，可出现热盛阴脱，表现为汗出不止、神志昏迷、脉细数而微，应及时滋阴救脱；热闭阳脱（内闭外脱证），表现为高热、神志昏沉、肢逆肤冷、脉伏难触，治疗以补阳益气、固脱止汗为主，兼以清热解毒。热盛阴脱和热闭阳脱，如不及时抢救均可导致死亡。

4. 闭脱的治疗

闭证以开闭通窍为主，温病闭证用凉开（如安宫牛黄丸、紫雪丹、至宝丹）；脱证则宜固脱，应及时用生脉针静脉推注或滴注抢救。二者均须结合辨证处理。

（三）辨证施治

闭证

1. 热毒犯心

主证：壮热，神志不清，谵语，手足躁动，口干舌燥，大便秘结，小便短黄，舌苔黄，脉洪数。

治法：清热解毒，清心开窍。

方例：

（1）安宫牛黄丸或牛黄清心丸，每次1丸，每日2～3次（或用醒脑静针，每次1支，肌注，每日2～3次）。

（2）神犀丹，每次半丸，每日3～4次，以上两丸可合并使用或使用其中之一。

（3）泻心汤加味。

大黄10克，黄芩24克，黄连10克，石膏30～50克，大青叶30克，石菖蒲6克，人工牛黄6克（冲服）。

附注：亦可选用穿琥宁、五味消毒饮等中药针剂，以加强清热解毒的功效。剂量同前。

2. 热入心肝

主证：高热，烦躁不安，谵妄或神志昏迷，抽搐，甚至角弓反张，舌质红绛，脉细数。

治法：清心开窍，镇肝息风。

方例：清宫汤加减。

玄参24克，莲子心12克，竹叶心12克，连翘24克，水牛角30

克（切片先煎），麦冬 24 克，钩藤 24 克，羚羊角 3 克（研末冲服，如无羚羊加地龙 12 克，僵蚕 12 克）。

附注：仍可选用上述中药针剂。

脱证

1. 热盛阴脱

主证：高热，昏愦如迷，大汗淋漓，唇舌干红，脉细数而微。

治法：滋阴救脱。

方例：

（1）生脉针每次 4 毫升加入 50% 葡萄糖 40 毫升内静注，如血压不稳定，可连续静注，俟血压稳定后，再用生脉针 8～10 毫升加入糖水静滴。

（2）清热保津法

连翘 30 克，天花粉 24 克，石斛 20 克，生地黄 15 克，麦冬 24 克，参叶 30 克，白干参 10 克（另煎冲）。

附注：必要时可用增液针 8～10 毫升加入糖水静滴，以增强滋阴增液效果。

2. 热闭阳脱

主证：高热，四肢厥冷，汗多，面色苍白，唇及指甲青紫，烦躁不安，神志昏沉，舌质淡，脉伏难触。

治法：益气固脱，回阳救逆，佐以清热解毒及活血化瘀。

方例：

（1）生脉针静注或静滴，剂量同前。

（2）参附汤：红参 10 克，制附片 30 克（先熬），水煎服。

（3）至宝丹 6 克冲服，每日 2～3 次，红参煎水化服。

（4）丹参针 1 支，肌注，每日 2～3 次，以活血化瘀。

总而言之，热病为感受外邪所致，且以温热病邪为主。故必须祛除温热病邪，消除热证，即"撤热"之谓。同时，温邪最易耗伤阴津，则又当养阴生津，和其阴阳。

闭脱痉厥辨

◎ 熊寥笙

闭、脱、痉、厥证，在多种疾病中都可出现，伤寒病中有之，杂病中有之，温热病中亦有之。这里简单谈一下在温病发展过程中出现闭脱痉厥及其演变的关系。温病为热病，最易伤津耗液，治不如法，延至后期，由于阴精亏损，每多演变为闭脱痉厥危候。温病后期之所以出现闭脱痉厥，多系在初期和极期阶段失治而成。为了弄清闭脱痉厥的来龙去脉，当先辨明温病发热、汗出、口渴、斑疹、昏谵、痉厥这几个主要症状，俾能加深对闭脱痉厥危候的认识，从而及时地、更好地进行预防和治疗，这是非常必要的。

温病为多种外感急性热病的总称，其致病原因，为感受外界之温热病毒。但其发病实与人体体质之属阴属阳和正气之强弱，有着密切不可分割的关系。温为阳邪，最易化热，故温病初期，即见发热口渴等热象偏盛的症状。在极期，热陷心包，易出现神昏谵语，斑疹隐隐。在后期，手足厥阴同病，心包营分热盛，引动肝风，易动风痉厥。在整个温病发展过程中这一系列的病变，主要由于温病最易化热化燥，最易伤津劫液。在初期，发热未能及时控制，有如星星之火，可以燎原，故一浪高一浪地演变而成后期闭脱痉厥危候。上工治未病，温病初期，邪热尚在卫分之际，即以疏表逐邪为主，佐以清泄，不使病邪有内入之机，牢牢把好第一关，歼敌于第一线，热邪就不会由卫分而气分而营分而深入血分。为了克敌制胜，治疗温病，必须把好卫分、气分、营分三关，步步为营，使邪无法内入。最重要的是在初期发热阶段，要不失时机地及时控制发热，否则由卫入气，或因心气素亏，而逆传心包，就难免演变

医理阐微

而成闭脱痉厥之险候。兹将温病的几个主要症状分别简述，以明其与闭脱痉厥的关系。

1. 发热

温病的主要症状，最突出的莫过于发热。温为热邪，人体感受温毒为病，发热是势所必然的，否则就不成其为温病了。仲景《伤寒论》曾对温病一针见血地说："太阳病，发热而渴，不恶寒者，为温病。"但发热有虚实之分，这是必须注意的。实证多由于温病初、中期，正邪相争，阳热亢盛。虚证多由于温病后期，邪热久羁，阴精亏损，以致阴虚而生内热。此外，也有阴虚而阳热仍炽的虚实互见的证候。

2. 汗出

汗为心之液，由人体津液蒸化而成。温病过程中的汗液变化，主要有少汗与多汗两种情况。温病初起，邪袭于表，卫气被郁，症见发热微恶寒，少汗或无汗。如病不解，邪传气分，症见大热、大渴、大汗出，为阳明气热亢盛，津液被迫外泄，故汗出多，此为实证。如汗出淋漓，脉象散大，此为津液大亏，气不摄液的虚脱危候，此为虚证。

3. 口渴

口渴是温病主要症状之一。温为阳为热，易伤津液，故温病多有口渴。寒为阴邪，伤寒未化热时，口不渴，这是温病与伤寒的主要鉴别点。温病邪在卫分口渴轻，若温邪入于气分，热甚伤津，则口渴甚。凡渴喜冷饮，多为阳明热盛，此为实证。如患者有口渴感而不欲饮水，此为口干，实非口渴。温病邪热入营，真阴被劫，多有此象，此为虚证。

4. 斑疹

温病在气分阶段失治，热入营血，斑疹隐隐，发而不透，此为邪热内闭。发斑多由热郁阳明，逼迫营血，从肌外发。疹则多由风热郁肺，内闭营分，从血络外出，此为实证。如斑疹其色淡红，隐而不显，伴有四肢逆冷，口不甚渴，脉不洪数，仅胸腹微见数点，下利清谷，此种斑疹属寒属虚，名为阴斑，是为虚证。

5. 昏谵

昏谵即神昏谵语。温病后期，热入营阴，心神被扰，每多出现神昏谵语，这是一个极其严重的证候。心主神明，主言语，为人身之主宰，故邪入于心，必有神志不清，语无伦次的症状出现。凡温病神昏谵语，呼之不应，身灼热，四肢厥，舌质绛，为热邪侵入包络之象，此为实证。实则谵语，虚则郑声，郑声和谵语，貌似而神非，要很好的鉴别。郑声声音低弱无力，断断续续，不成词句，颠三倒四的自言自语，此为虚证。

6. 痉厥

温病由营入血，热盛逼血，心神扰乱，躁扰不安，多出现痉厥危候。凡肢体抽搐，牙关紧急，甚则角弓反张者为痉。四肢逆冷，或昏迷不省人事为厥。痉与厥是两个不同的证候，但在一定情况下，常同时并见，故每以痉厥并称。足厥阴肝为风木之脏，内寄相火，而主筋脉，温病热邪亢盛，引动肝风，风火相煽，则产生痉厥，此为实证。温病后期，邪热久羁，精血耗损，水不涵木，阴虚动风，亦可产生痉厥，此为虚证。实证多四肢抽搐，热深厥深，舌绛，脉弦数，谵语昏狂。虚证每有手足蠕动，热势不甚，脉细数，或虚而无力，神昏气竭等。

综观温病病变发展过程，在初期和极期，多出现发热、汗出、口渴、谵语等。在后期，多出现斑疹、神昏、痉厥等。每一个证候，都可一分为二，有虚有实，实为邪实多闭证，虚为正虚多脱证。温病闭证，为邪热内陷，神昏谵语，口噤目张，两手握固，痰气壅塞。脱证为元气衰败，元阴告竭，瞑目昏沉，气息若有若无，命在顷刻。人身阴阳二气，互根互抱，相守而不相离。阴阳离决，精气乃绝。痉为误汗劫液，误下伤阴，阴血伤则血燥，血燥则筋失所滋，故筋脉拘急，势所必至，其症总由阴虚血少，筋脉不能营养之故。厥为下虚。《灵枢·卫气》曰："下虚则厥。"虚则气上逆而阴阳失调，阴阳气不相顺接，轻则四肢厥冷，重则人事不省。人身气血灌注经脉，昼夜流行，绵绵不绝，若外感六淫，内伤七情，阻遏运行之和，致阴阳气不相接，就会发厥。温病后期多出现闭脱痉厥危候，探其原因，总由初起未能把好卫分第一关，以致化热伤阴，滋蔓难图，及至传入气分，又失于及时清气，以致里热炽甚，津液亏乏，病毒即乘势内陷营分，致病情趋于严重阶段。如其三关失守，热邪深入下焦，灼伤肝肾之阴，阴精欲竭，虚风内动，则病势最为严重。在整个温病发展过程中，医者必须时刻注意存阴问题。在卫汗之，解表热即所以存阴也；在气清之，清里热亦所以存阴也；在营则透热转气，亦可以存阴也；在血而凉血散血，亦所以存阴也。故治疗温病，自始至终，均以存津液为主。叶天士说："留得一分津液，便有一分生机。"这是治疗温病的不二法门，也是防治闭脱痉厥危候发生的良好方法。

暑温病与乙型脑炎

◎ 范其情

中医学认为传染病是由于外因引起的一种疾病，如人体遇气候、环境条件突变，不相适应时便能发生；再遇病势蔓延，渐形成疫疠流行，中医典籍中所载的疫疠流行情况，都是非常详尽的。秦汉时期，中医把一切外因热病（也包括传染病）通称为伤寒。如《素问·热论》："今夫热病者，皆伤寒之类也。"又谓："凡病伤寒而成温者，先夏至日者为病温，后夏至日者为病暑。"伤寒见汗而解，温热病汗出而热不解，这说明温病与伤寒是有所区别的。自从刘河间提出温病与伤寒之所不同，温、清自当异治之谈，始创以辛凉治温病的法则后，历代医家都各有发展，逐渐丰富了对于温病的认识，从而在辨证论治方面有一定的规律可循。

乙型脑炎是一种嗜神经性病毒感染所致的急性传染病，其发病规律和疾病转归，类同于中医的温热病中的暑温病。

乙型脑炎的病情发展和变化有一定的规律，每年七、八、九月为流行季节。症状有发热、头痛、疲乏、呕吐、恶寒或不恶寒等。在发病二三天后，高热不退，逐渐转入神志不清，出现目光呆滞或斜视、谵语、昏迷等，发病 4～7 天，昏迷加深，颈部强直，角弓反张，抽搐痉挛，呼吸表浅，痰涎壅盛，呼吸中枢逐渐麻痹而死亡，如治疗和护理得当，经过十日左右病势好转，恢复正常，也有些由于并发症延至二三周后而死亡。

中医温热病中的暑证，包括暑温、暑风、伏暑等，是在夏秋季节发生的，不但与乙型脑炎的发病季节相同，而且症状和病情发展过程亦基本相同。

吴鞠通："后夏至温盛为热，热盛则湿动，热与湿搏而为暑也。"暑与一般温病在致病因素上也有所区别。吴鞠通谓："温者热之渐，热者温之极。"温与热只是轻重不同而已，温盛为热而形成的暑温，其主要症状有身热、头痛、有汗、口渴或不渴等。暑热极盛，风阳煽动而形成暑风，其主要症状有汗出、头痛、卒然昏倒、四肢抽搐、神志不清、角弓反张、牙关紧闭等。伏天受暑，秋后乃发为伏暑，其主要症状有渴闷、烦满，午后则甚，入暮更剧，壮热舌焦，神昏谵语，头痛面赤，烦躁口渴等。综合以上有关暑证的各种症状来看，实与乙型脑炎相同，故掌握暑证的各种症状表现，从治暑温的方法来治疗乙型脑炎，新中国成立三十年来，已经取得了显著成效，积累了更丰富的经验。

1. 治疗原则

从中医理论分析，药因病用，病源既异，治疗方法亦有所不同。乙型脑炎既然属于暑证的范畴，古人治疗暑证有一定治疗原则。王孟英谓："夏为热病，然夏至以前，时令未为大热……暑热一症，医者易眩，夏暑发自阳明，古人以白虎汤为主方……暑邪必夹湿，暑令湿盛，必多外感，故曰夹……状如外感风寒，切忌柴、葛、羌、防，如肌表热无汗，辛凉轻剂无误。"叶天士谓"辛凉散风，甘淡驱湿"。吴鞠通指出："若真能识得温病，断不致以用辛温治伤寒之法而治温病。"以古人经验和立法原则来看，暑证的治法，是以辛凉为主，同时忌发表，尤其是忌用辛热、辛燥药物。乙型脑炎和暑温都是由于暑邪为病，其主要有高热、头痛、昏迷、抽风四大症状，治疗原则应该以辛凉透邪为首要。如出现昏迷、惊厥等，应配合芳香开窍，镇痉息风的治法。热性病容易耗伤体液，也要注意养阴存液，归纳起来为辛凉透邪、芳香开窍、镇肝息风、养阴存液四法，依此来治疗乙型脑炎。

禁忌发汗是一个治疗原则。乙型脑炎患者，有时无汗，有时有汗，有时头部有汗，上半身有汗而下半身无汗，在持续高热时，取汗则愈。张景岳谓："此因表里俱热，故当凉解，非发之之谓也。"关于取汗之法，当取之自然，使得津津微汗，稍令久之，则手足稍周，遍身通达，无邪不散矣。因而治疗乙型脑炎当采用暑温清透之法，如遇高热无汗，在辛凉宣透的原则下适当选用新加香薷饮加减（薄荷、青蒿、香薷、白蔻衣、杏仁、竹叶，加茵陈、葱豉等之类），使邪外达，这样可以避免邪不外出的危险。如高热头痛，舌苔薄白，口渴无汗，宜用辛凉解表，如桑菊饮或银翘散之类。轻型病例，在津津微汗之后，诸症悉减，倘若仍不了了者，用竹叶石膏汤加减（竹叶石膏汤去半夏、人参、粳米、麦冬、甘草，加芦根、连翘、绿豆衣、西瓜皮等以透热，服药后，必微汗而解；有汗的则用白虎汤去粳米、加生谷芽、天花粉、石斛、连翘、玉竹以清热生津），以清余热；重型症例，高热不为汗减，头痛剧烈，烦渴大汗，脉象洪大，切忌用辛温药品，宜用白虎汤加大青叶、荷叶等。湿甚于热者，则用苍术白虎汤；渴甚者，用人参白虎汤（若有抽搐者配合止痉散），以清气分之热，促使热解而愈。

切勿妄用攻下，也是治疗温病的原则。个别的火极似水，热极而厥之象，张仲景谓："厥深者热亦深，厥微者热亦微。"正所谓此也。也有热结旁流的，也有湿气已化，热极独存的，在这类情况下，适当运用"宣清导浊"的方法，据病情需要，选用增液承气汤，或凉膈散等方剂，可以达到驱邪逐秽、退热清神的效果。本来温病绝对禁用苦寒，若遇热结胸中或肠道的，泻心汤、承气汤诸方，还是应该使用的，药与病务要吻合，稍差无效。

极重型病例，高热烦躁，头痛如劈，口渴引饮者，宜用清瘟败毒饮，直折三焦之火（该方加生鳖甲退热迅速）。若神志昏迷，邪入心包者，用清宫汤送紫雪丹、至宝丹或安宫牛黄丸之类，以达清神醒脑；如四肢抽搐，此乃热极生风，宜用羚羊钩藤汤或犀羚镇痉汤，以镇痉息风；如四肢厥逆，脉象细致，心脏有衰弱之虞者，用苏合香丸，以兴奋强心；如痰涎阻塞喉间，宜用抱龙丸，或猴枣散，以开窍涤痰；病势迁延日久，热入血分，阴液被伤，呈现高热不退，用青蒿鳖甲汤，以养阴退热。

2. 关于舌象

温热入营，舌色变绛，苔见黄白色，必气分之邪未尽，可用泄卫透营的方法两解之。可用竹叶薄荷汤加菖蒲、金银花、连翘、细生地黄、牡丹皮之类。

舌象纯绛而鲜泽，舌面无苔，是包络（属营）受热邪侵扰，宜用犀角、生地黄、连翘、郁金、石菖蒲等。王孟英谓：绛而泽，虽是营热，实因有痰，故不甚干燥，若胸闷，尤为痰的证据，石菖蒲、郁金就应加入。若是无痰，必不泽，乃是干燥，除去菖蒲、加石斛、麦冬、竹茹、生谷芽等益胃之品。

舌色绛仅中心干的。王孟英谓：热入营，则舌绛，胃热灼液，舌中心干，照前法用犀角、连翘、生地黄等药，加黄连苦寒，以解除上热，石膏甘寒，以平胃热。

绛色的舌，看去是干的，但用手扪又有津液，这就是痰和热郁结于内，气液不得宣通，势必将成为痰浊蒙蔽心包，急用菖蒲银翘汤去薄荷，加竹沥、牡丹皮、紫草，兼吞服至宝丹。

舌绛而燥，此乃火邪劫营，势将入血分，而宜凉血清火，以免耗血、动血，宜用犀角地黄汤加玄参、天花粉、丹参、莲心、竹叶之类。

舌尖浊绛干，为心火上炎，宜导赤散加童便；舌心为胃，尖为心的外候，故分别施治，如患者素有心脾气血虚者，舌干而色不荣的，当用炙甘草汤气液两补，慎用苦寒凉药。

3. 关于验齿

齿须要精髓充养，故齿为骨之余，胃脉络于上龈，大肠脉络于下龈，并属阳明，温病验舌外，也要验齿，诊断更为准确。

齿光燥如石为胃热甚，若无汗者，乃热内郁，表气不通，为胃气偏胜，当用辛凉泄胃，以透发其汗，如银翘散、桑菊饮之类，重加甘、凉，则内热从表而解。

咬齿为温热化风痉痛，症见牙关咬紧，咯咯作响，以芳香通窍，祛热息风治之，如至宝丹。

齿白如枯骨，则肾败矣，本为难治，若齿的上半截润，下半截燥，由于精不能上滋其极，而心火燔灼，急当清心救阴，黄连阿胶汤主之。

有齿缝流清血者，痛则为胃火上冲，宜用白虎汤加牛膝；不痛为肾火上炎，宜用生地黄、玄参、泽泻、龟甲等，以育阴、清火、潜阳。

4. 后遗症的处理

病后四肢强直，用四物汤加钩藤、丝瓜络、地龙、牛膝、橘络、桑枝、何首乌等，以养阴活血通络；病后神志痴呆者，用三甲复脉汤，加远志、菖蒲，或大、小定风珠之类，以通灵开窍、滋阴镇痉，进行善其后。

5. 治疗问题

其施治原则，患者津津自汗的，不可发汗；二便通畅的，不可用泻下和利尿的药；如患者高热无汗，辛凉解表的药未必不可用；若当汗不汗，当下不下，当利的不利，反而会导致姑息养奸，引起病变莫测，造成严重后果。程国彭说得好："有当下不下误人者，有不当下而下误人者。有当下不可下，而妄下之误人者，有当下不可下，而又不可以不下，下之不得其法以误人者。"问题在于医者用之得当与不当而已。至于辛温刺激的药物，确是应该禁忌。

6. 成药简介

安宫牛黄丸、至宝丹、紫雪丹这三种成药，都具有芳香开窍、清热解毒之功效，对于温病，邪入心包络的，见神昏、谵语、四肢厥逆等症，都可以选择使用，以其性质而论，安宫最凉，至宝和紫雪次之。在临床应用上，如高热、面赤、呼吸短促、神志模糊不清，宜用安宫牛黄丸，重在引血分之邪从气分而出；如神志深度昏迷、抽风，宜用至宝丹，通神逐秽，驱风热之邪；如狂妄不安，痰涎壅盛，便秘，宜用紫雪丹，重在三焦俱治，通利下窍，使伏邪得以宣通。医谚有云：糊里糊涂

（半昏迷）牛黄丸，不声不响（深度昏迷）至宝丹，乒乒乓乓（烦躁不安）紫雪丹。

苏合香丸为芳香解秽，宣窍化痰湿之品，如症见四肢厥逆，脉象细微，神志昏迷，痰壅，宜用苏合香丸。如热势重者与安宫牛黄丸配合使用，对于闭而惊厥，尤易见效。

【作者简介】

范其情（生卒年不详），第三军医大学新桥医院老中医，第一届重庆市医务工作者协会编辑委员会委员。

邪毒与感染性休克

◎ 黄星垣

感染性休克的临床表现，颇似中医学中的"厥证"和"脱证"，它是以邪毒侵入人体后，表现出以急性循环衰竭为特征的危急证候。外感热病之发展演变为厥、脱者，均与邪毒内陷直接相关。这里所称之"邪"乃外界致病因素之总称，虽有寒温之别，燥湿之异，而致厥致脱则无不以邪中之毒而发。实验证明，大凡清热、泄热、养阴、益气、凉血、活血之品，均有不同程度的解毒作用，此乃今人以清热解毒之剂，作为治疗温热病及并发厥脱的主要治则之依据。实践看来，这不仅没有离开中医的理法，而且临床疗效还有所提高，所以是值得探讨的。

我们的初步实践，也有同样体会：毒在感染性休克的辨证施治中，是占有重要地位的。现就以下几点，谈谈个人的肤浅的看法。

医理阐微

一、毒随邪来，热由毒生

发热是温热病临床上必见的主证，不论病在卫在气，或入营入血，均有发热，只不过其热有发热恶寒、高热不恶寒反恶热、发热夜甚和高热出血等不同而已。其热由何而生？中医学的认识和分析主要是建立在"邪正相争"和"因证关联"的学术观点上。

中医认为，外感热病的病理基础，是由两个主要条件来决定的：第一，必须有外邪入侵的条件；第二，其发病及演变，视病者正气的盛衰而定。这两个条件是相互作用的，虽然正气的盛衰对感邪后是否发病、发病的轻重以及预后和转归起着决定的作用，但是一旦发病，反应于临床的不同证候特点，则随致病外邪的不同属性而异。如入侵外邪的属性属寒，不论患者正气胜衰的情况如何，体质偏阴偏阳，发病之后，则必然表现为寒邪致病的临床脉证特点。绝不会由寒邪致病，而因体质等内在条件的差异表现为温热病，只有因体质之异而化热化寒之不同；再如温邪所致的以发热为主证的温热病，如果发病，纵有不同内因条件，也必将表现为轻重不同的卫气营血证候，绝不会表现为无热的内伤病。既然温热病是以不同外邪的属性来决定的，因此可以认为，温热病的发热是外邪中有一种共同致热因素作用的结果，这种共同致热的因子，是随外邪入侵这一先决条件而来的；其热之生，也随邪之入侵而发；不论温热、湿热、燥暑之邪，均有此共同致热因素，所以将此致热的共同因素以毒概之，既有助于温病发热病机的深入探讨，也有利于对临床疗效的进一步提高。

近代研究证实，感染性疾病的发热，是由一种共同致热原所导致的。这种共同致热原在 1955 年由 AtKins 及 Wood 氏从中性粒细胞中提取出来，称为"白细胞致热原"，它是一种小分子蛋白，分子量远较内毒素小，不耐热，有抗原性，在血液中浓度甚低，但能直接作用于下丘脑前部调温中枢的神经细胞，目前实验结果认为，这种内致热原的激活剂，包括病毒、细菌、真菌等各种微生物以及内毒素、抗原、抗体复合物、炎性渗出物等。而中医的清热解毒作用，则是通过不同程度抑制这类内致热原激活剂而起作用的。这就为我们今后探讨毒在温热病临床发展演变过程中的作用，提供了理论和实践的依据。

二、毒不除，则热不去，变必生

温热邪毒在侵入人体发病之后，在一般情况下是循卫气营血，由浅而深的四个病程阶段发展，即可按由卫而气、由气而营、由营而血的规律传变，这种循序发展的病势称为顺传。也可由于身体强弱不同，致病毒力的差异，出现逆传，即病起卫分，不经气分，直陷营血，出现痉、厥、闭、脱等危急证候，这类逆传之变证，乃由毒而生，由热而变，感染性休克，即属这类逆传变证之一。

温热病逆传之变为厥证、脱证者，乃由邪毒内陷而起，毒生热，热炽盛则灼伤营阴，津液亏耗，则阳无所附，气血趋于内，故出现四肢厥冷之热厥。其临床表现的主证为：手足厥冷、发热不恶寒、或热势被掩盖。烦躁、口渴、小便黄赤、大便秘结，或谵语，厥前常有头痛，手足虽冷而胸腹灼热，舌苔黄燥，质红脉沉滑而数。也可由于邪毒为患，引起大热、大汗、大吐、大泻，致内脏虚寒，阴虚太盛，阳气衰微，发展而成阴阳之气不能顺接之寒厥。其临床表现的主证为：手足厥冷，神倦，无热恶寒，下利清谷，口不渴，或见身冷倦卧，指甲青暗，腹痛面苍，舌淡，脉微或微细欲绝。上述寒厥热厥，进一步发展，即变为脱证。

温热病之由厥至脱，均由毒生，由热而变。由厥发展为脱，一般分为阳脱、阴脱、阴阳俱脱三大类。

1. 阳脱

证见面色苍白，四肢厥冷，汗出如珠，口唇紫暗，身冷如冰，气促息微，神情淡漠，重则神昏。尿少或遗尿，舌淡苔薄而滑润。脉沉细而促或迟，血压下降。

2. 阴脱

证见颜面苍白，口唇淡白，烦躁，心悸，汗出，发热，手足心热，口渴，喜饮，重则神志不清，或突发痉厥，尿少，爪甲苍白，肢厥如冰，声音嘶哑，舌质淡白，干燥少苔，脉细数或芤大，沉微欲绝。

3. 阴阳俱脱

证见神志昏迷，目呆口张，瞳孔散大，鼾声痰鸣，气少息促，汗出如油，舌卷萎缩，肢体冷，脉欲绝。

感染性休克之为厥脱者，多属热厥和阴脱，也有先表现为闭证而后再转变为脱证的。闭证应详审病机，细辨脉证，及早察其逆传之先兆，给予及时的抢救和治疗。

温热病病势是否逆传，常受以下条件影响：既可因邪毒过盛，或因正气太虚而发；又可因素体热重，或禀赋阴亏而复；也可因失治而成，或由于误治为患。因此，凡遇高热炽盛，大汗、大泻、大吐、大失血或津液大泄之情况下，患病者若系年老多病体衰之人，或年幼患者，或意外伤痛之后，均可促使精气急剧耗损，导致阴阳离决而成"暴脱"。我们在实践中还体会到，逆传变证，除有斑疹显露，躁扰不宁，谵语神昏，抽搐吐血，衄血等营血证候外，必须警惕体温骤升骤降，大汗淋漓，面色苍白，呼吸迫促，唇面发绀，血压降至本人常压以下，脉细微结代欲绝等，这些可能为热毒内陷逆传变证之先兆，对此应密切观察，采取积极措施以应其变。

三、清热解毒益气，为防变固脱之要

除温病之热，虽有辛凉解表、清热生津、清营透热和清热凉血诸法之不同，但其共同作用，均以解毒贯穿其中。故喻嘉言在治疗温热病时，特别强调"邪既入，则以逐秽为第一义"；此后余师愚又提出以"清瘟败毒饮"治疗疫疹，收效卓著。可见清热解毒之法，自古以来就是治疗温热病的主要有效治则。

近年来，我所先后以清热解毒重剂之柴芩汤（柴胡24克、黄芩18克、大青叶31克、石韦31克、广香9克、萹草31克、车前草31克）治疗急性肾盂肾炎高热27例，五味消毒三黄汤（黄芩18克、黄连6克、栀子9克、金忍冬藤31克、紫背天葵18克、紫花地丁31克、野菊花18克）治疗败血症20例。蚤休汤（重楼、大青叶、黄芩、败酱草、鱼腥草各 31 克、小蓟 15 克）治疗肺炎 63 例。银连合剂（金忍冬藤 3 斤、水黄连 1.5 斤、车前草 3 斤，按常规制成 1:1 的浓度，每次 40 毫升，每日 4 ～ 5 次）治疗菌痢 32 例、肠炎 22 例，均收到退烧效果快、症状缓解及化验检查恢复速的优良效果。同时近年来，不少单位，将临床上治疗温热病有效的清热解毒方剂，进行剂型和投药途径的改进，使疗效又有了提高。如山东中医学院（今山东中医药大学）附属医院用黄花蒿素注射液（中药青蒿中提取而成）治疗难治性高热 21 例；上海龙华医院（今上海中医药大学附属龙华医院）用一枝黄花注射液治疗急性肺部感染 40 例；四川医学院用清热解毒与益气活血法治疗慢性肺心病急性发作 75 例，均有较好的疗效。这些清热解毒的方药的药理作用，经江苏、武汉、四川等地的实验证明，并非简单的抗菌和降热作用（实验结果抑菌和降热作用极微），而是改善了微循环，提高了白细胞吞噬毒素的能力，减轻和对抗了细菌的毒性反应，改善了毒素所导致的机体生理生化功能的失调，避免了严重的病理演变。

根据上述临床和实验研究的提示，为了提高抗感染性休克的临床疗效，我所于近两年内，专用解毒清热方剂（口服或注射），加用益气养阴的参麦针（生脉散去五味子）静脉注射液，治疗感染性休克 22 例（全部均未用抗生素及血管活性药物），除 2 例无效外，余 20 例均收到良好的升压稳压效果。

参麦针的实验结果表明，其具有以下药理作用：

（1）对内毒素所致的大白鼠和小白鼠的休克，参麦针均有明显的保护作用；

（2）参麦针还可明显减轻痢疾杆菌内毒素所引起的动物腹泻的严重程度，抑制内毒素对动物的发热反应；

（3）参麦针对革兰阴性杆菌的内毒素具有解毒作用，其解毒与抗休克密切相关；

（4）在内毒素抑制动物内皮系统时，给以参麦针则可恢复或提高白细胞的吞噬功能。

这些结果反映出益气养阴的参麦针的抗休克作用，主要在于对细菌内毒素有明显的解毒作用。综上临床和实验结果，给了我们这样的启示：解毒益气养阴的治则，在抗感染性休克的治疗过程中，作为防变固脱的要点是可行的。

四、发展温病学，可从论毒始

温病学之有别于《伤寒论》，从对外感热病继承发扬的角度来看，其学术成就大体可概括为五个方面：

（1）破"六淫外邪论"，立多种"戾气"的病源说；

（2）破"六经"和"八纲"分证，立卫气营血分证；

（3）总结出温热病新的传变规律；

（4）总结出在温病全程的治疗过程中，重视以"保津养阴"为特点的新治则；

（5）总结出温热病的舌诊特点。

这些学术成就，从基础理论到诊断治疗都有创新和突破，从而在中医这一独特理论体系的主干上，又发出了温热病学这一茁壮的新枝。

温病学的问世，虽然为中医学增添了光辉夺目的异彩，但不能说温热病学术的成就已尽善尽美。因为医学科学的发展，必须通过反复的实践，在继承的基础上，从新的感性认识，上升到新的理性阶段，不断发扬。温病学的发展，当然不能例外。由于受到历史条件的限制，温热病学者在当时分析认识毒的病理作用，毒与证的联系，毒与立方遣药等方面，是很难讨论得深入和具体的，故而在临床疗效上也常有起伏。如能以此为起点，从病因病机的阐述，辨证施治的分析，以及运用现代科学方法，对毒的本质和病理作用，进行深入的探讨，这可能是继承发扬温热病学的好课题。

其实古人之论毒者，是不乏其人的。《千金要方》和《外台秘要》早有温毒、热毒之证，其他古籍亦有风毒、湿毒之病，后又有疹毒、疫毒之论，近代亦有主张"毒寓于邪"之论者，如中医学院二版试用《温病学讲义》和《中医内科讲义》，则分别提及"寒邪病毒"和"温邪病毒"。目前看来，"毒寓于邪"之论虽不成熟，阐述尚嫌欠缺，但确已反映出中医病因病机学术上的一大进展。近年的研究进一步提示，温病热势之升降进退，逆传变证之出现，诸如昏迷、痉厥、闭脱之并发，无不与毒之为患有关，而清气清营、凉血开窍、养阴增液、益气固脱之剂，其药理作用，亦无不与清热解毒之功用有密切联系。因此，若能从温热病的病因病机上，重点探讨毒的病理，从论治的理法上，集中研究解毒方药的剂型改革和药理作用，是可能将临床疗效大大提高一步的。

【作者简介】

黄星垣（1921—2003），男，四川峨眉人。重庆市中医研究所所长、研究员、主任中医师，1943—1948 年在上海国防医学院大学部医本科学习，1949 年 5 月参加革命，先后在二野直属二医院、西南卫生部直属医院、重庆黄山干部疗养院、重庆市第一人民医院、重庆市中医研究所工作。作为 20 世纪 70—80 年代我国中医急症倡导者和先驱之一，在主持剂型改革和中医内科急症研究工作中成绩显著，曾主持"七五"攻关计划"全国中医治疗急症临床及机理研究"。创立"新三宝"，根据急症治疗的需要，创制清热解毒针、增液针、养阴针、参麦针等，其中参麦针作为成果转化给制药厂，制成参麦注射液，30 年来一直作为中医急症常用药物。主编《实用中医内科学》《中医内科急症证治》《中医急症大成》《温热求新》《中医药临床科研指南》等多部著作，发表70 篇论文。

医理阐微

导毒化瘀法的临床运用

◎ 刘碧清　何廷华

导毒化瘀法则是通过缓泻，使腑气得通，导毒外出，祛除瘀滞，调节机体代谢功能的一种临证治疗法则。这一法则是中医学清、消、下三法综合运用的一种形式。我科常用本法治疗多种危重症而获得较满意疗效，现将临床观察与病例举要介绍于下。

一、急性出血性坏死性肠炎

急性出血性坏死性肠炎临床上以腹痛、腹泻、呕吐、发热、便血、腹胀和严重中毒症状为其特征。我们认为本病病因与热、毒、瘀滞关系极大。临证要紧紧抓住病机属热属瘀的实证、热证阶段，用导毒化瘀、通腑泄热之法，方用导毒化瘀汤加减，能取得了一定疗效：①由于把疾病控制击溃在热证、实证阶段，使不恶化，故有利于提高本病治愈率；②用本法则治疗病例，采用禁食不禁饮，根据病情逐步给予药汁、米汤、牛奶等，有利于疾病康复；③用导毒化瘀法治疗之病例无腹胀症状发生。

杨某，男，5岁，家住泸州市枇杷沟22号，1978年9月15日入院，住院号43316。

病孩于两天前因感冒，并吃了不清洁之桂圆，突然腹痛，呕吐，畏寒发烧，食入即吐，曾吐蛔虫2条。大便为乌黑色稀便，奇臭。

查体：体温39.5℃，血压110/90mmHg。急重病容，神志恍惚，嗜睡，面色苍白、唇周青紫，中度失水，四肢尚暖，腹软，肠鸣音稀少而弱。舌红、苔黄厚而干，脉细数无力。

化验检查：白细胞计数14800/mm³，嗜中性杆状核粒细胞21%，分叶核粒细胞64%。大便隐血强阳性，白细胞++。

西医诊断：坏死性肠炎。

中医诊断：湿热内阻，肠道气滞血瘀证。

处方：黄连6克，黄芩10克，大黄（后下）10克，炒地榆10克，炒槐花10克，白头翁10克，牡丹皮10克，甘草3克，赤芍9克，广木香9克，葛根9克，槟榔9克。

用法：每日二剂。用一剂水煎去渣取汁150～200毫升，口服式鼻饲给药，每日分四次服。另一剂水煎去渣取汁200～400毫升，每次

100～200 毫升保留灌肠，每日 2 次，药以温热为宜。

患儿入院第二天出现面青唇紫，神志不清，血压听不清，心率 165 次／分，经中西医急救处理，同时运用本方治疗五天后，患儿腹痛缓解，大便色黄，开始进食米汤、牛奶、继以健脾安蛔。住院 15 天痊愈出院。

二、流行性出血热

流行性出血热是一种自然疫源性传染病。我们认为本病与疫毒和痰热互结、气机郁滞关系极大。以导毒化瘀、通腑泄热、涤痰开窍之法，方用芩连温胆汤加大黄、芒硝，煎剂保留灌肠，使邪有出路，腑气通畅，邪去正安而取得疗效。

观察到用导毒化瘀法治疗流行性出血热，对改善神智，减轻消化道症状，降低非蛋白氮（NPN）有一定疗效。以我院余存资料 11 例统计中，有 4 例于急性肾衰竭过程中出现神志不清，按西医常规治疗措施后死亡。另一例，杨某，男，36 岁，入院后病情加重，神志恍惚，四肢偶见抽搐，阵阵烦躁不安，拍手掷足，惊呼叫喊，更严重时神昏谵语，口中痰涎甚多，有时牙关紧闭，开口不利，脉滑数，苔黄腻。中医辨证为痰热内闭之证。治以导毒化瘀、通腑泄热、涤痰开窍之法，以芩连温胆汤加大黄导泻，每次 300 毫升，每日三次，患者于导泻后 16 小时神昏好转，三天后神志完全清楚，共保留灌肠五天，最后痊愈出院。

昝某，于灌肠后排出黑褐色稀便 200～300 毫升，3～4 次／日，每次排便后自觉肚子舒服，随之心慌、恶心、呕吐等症状明显减轻。

又如，11 例中 5 例做连续 NPN 测定。其中 3 例按西医急性肾衰竭常规治疗。两例为常规治疗加中药导泻。常规治疗三例 NPN 最高分别为 178 毫克％，194 毫克％，175 毫克％。而常规加中药导泻，于导泻前分别为 164 毫克％，140 毫克％，均每日测 NPN。若以 NPN 下降至 50 毫克％，比较其下降幅度所需天数，则常规治疗三例分别为 20 天、17 天、10 天，平均为 16 天。而常规治疗加导泻两例分别为 8 天、5 天，平均为 6.5 天。伴随 NPN 下降的同时尿量增加，排便次数增多，患者自觉症状好转。据我们临床观察，用导毒化瘀法，保留灌肠，不但能改善肾功，而且有降低非蛋白氮的疗效。

昝某，男，48岁，干部。1978年7月8日入院。住院号：41515。

主诉：畏寒发烧，伴少尿6+天。

查体：体温38.9℃，心率100次/分，呼吸23次/分，血压116/82mmHg。神清合作，急性热病容，结膜明显充血，头面颈胸上部潮红，颈软，心肺（－），肝脾未扪及，神经系统未发现异常。

化验检查：白细胞计数17150/mm^3，多核细胞64%，淋巴细胞26%，单核细胞8%，嗜酸性粒细胞2%。尿蛋白++++，红细胞+，脓球+，白细胞3～5，颗粒管型0～3，白细胞管型0～2，蜡状管型0～1。NPN58毫克%，CO_2-Cp38.5V%。K$^+$2.87mEq/L，Na$^+$142mEq/L，Cl$^-$94mEq/L。

入院印象诊断：①尿路感染伴肾衰竭？②流行性出血热？③败血症？

治疗摘要：入院时尿量已从少尿演变为700毫升/日，仍按急性肾衰竭常规处理，并以青霉素控制感染，中医辨证暑温夹湿，治以清暑利湿之法。

7月9日，仍高热，心慌烦躁，脐周阵阵疼痛，尿中出现膜状物。

7月10日，干呕频频，但未吐，右肘后下出现瘀斑，血压增至142/110mmHg。中药以白头翁汤加香薷饮。但仍心慌，腹部不适，烧灼感明显，不能进食。

7月12日，上述症状未减，双眼仍红赤，并且右眼结膜下有出血点，NPN上升至140毫克%，CO_2-Cp29.2V%。自即日起除原有处理外，中药用通腑泄热、导毒化瘀之法，方用芩连温胆汤加大黄、芒硝等煎剂200毫升，保留灌肠每日2次，每次灌肠后排出黑褐色稀便200～300毫升，3～4次/日，每次排便后，病员自觉肚子舒服。

7月13日，尿量增至2910毫升，随之心慌、恶心呕吐等症状明显减退。

7月17日，随着腹部症状好转，尿量增多，NPN降至55.8毫克%。

尿量 5500 毫升 / 日。

7 月 19 日，NPN41.3 毫克 %，CO_2–Cp54V%，病情逐日恢复。

7 月 29 日，多尿已持续 15 日，除继续注意纠正水电解质紊乱外，中药以收涩固肾，更方都气丸。尿量从 7 月 28 日 4800 毫升减至 2450 毫升，自此每日尿量维持在 2000 毫升左右，病情逐日好转，8 月 14 日痊愈出院，最后诊断为流行性出血热。

三、鱼苦胆中毒，急性肾衰竭

本病因鱼胆中毒，严重损伤肝肾，引起脾肾阳虚或肝肾阴虚，进而因瘀滞为患，故以导毒化瘀、通腑泻浊之法取得疗效。

王某，男，36 岁，农民。住泸县得胜公社，1977 年 8 月 2 日入院，住院号：31657。

主诊：浮肿、少尿 10 天，全身酸痛 1 天 +。

患者 12 天前服 10 斤重的鱼苦胆一个，5 小时后突然腹痛、腹泻、呕吐，并伴头痛。经当地治疗，呕吐已止。2 天后出现腰痛、身痛加重，四肢软弱无力，胃纳呆滞。眼睑及膝关节以下皮肤紧束感，小便明显减少。门诊收入住院治疗。

体检：体温 36.5 ℃、心率 64 次 / 分、呼吸 20 次 / 分、血压 154/94mmHg。神清合作，急性面容，自动体位，皮肤及巩膜未见明显黄染和出血点，咽部轻度充血。心肺（－），肝在肋缘下 0.5cm，有轻度触痛。双肾区叩击痛，双膝反射微减弱。

化验检查：白细胞总数 $6400/mm^3$，多核细胞 82%，淋巴细胞 16%，嗜酸性粒细胞 2%。NPN185 毫克 %，CO_2–CP23.6V%。K^+5.38，Na^+134.9，Cl^-109.8（mEq/L）。肝功谷丙转氨酶 133U/L。尿蛋白 ++，红细胞 +，白细胞 0 ～ 4。

入院诊断：①鱼苦胆中毒；②急性肾衰竭。

治疗摘要：入院时腰痛，倦怠、纳呆。24 小时尿量为 650 毫升。按急性肾衰竭常规处理后，24 小时尿量增为 850 毫升。但 NPN188 毫克 %、CO_2–CP36V%。随即加用中药：大黄、金忍冬藤、黄芩、白茅根、车前子。水煎剂保留灌肠，每日 2 次。

8 月 5 日，24 小时尿量增至 1800 毫升，大便 1 次量中等，内有黏液，便后自述头痛缓解，开始进食。但双侧腰部仍持续钝痛。血压 132/86mmHg。小便常规：蛋白 +，红细胞 0～3，白细胞 3～5。

8 月 7 日，即加用中药导泻后 4 天，病情进一步好转，食欲增加，尿量保持在 1600 毫升左右，NPN 为 93 毫克 %，CO_2-CP29.2V%。

8 月 12 日复查肾功：NPN53 毫克 %，CO_2-CP33.7V%，痊愈出院，共住院 12 天。

四、慢性肾炎，肾衰竭

我科曾广泛用导毒化瘀方药，采用保留灌肠到结肠透析，辅助治疗慢性肾炎、肾衰竭，并获得较好疗效。

白某，女，22 岁，未婚，教师，1979 年 2 月 20 入院。住院号：47575。

主诉：头痛 2 年多，加重伴视物模糊 1 个多月。

病史摘要：2 年前常感头昏痛，反复出现眼睑浮肿，未予诊治。继而全身倦怠、纳差、心悸、夜尿增多而畏寒。在我院门诊检查：血压 140/100mmHg，尿蛋白 ++，红细胞 0～5，白细胞 0～5，以"肾性高血压"收住入院。入院时体温 36.8℃，心率 80 次 / 分，呼吸 20 次 / 分，血压 160/100mmHg，颜面浮肿，面色萎黄，唇甲苍白，神清合作，自动体位。血常规：血色素 9g/dL，白细胞 5650/mm³，中性多核细胞 67%，淋巴细胞 23%，单核细胞 8%，嗜酸性粒细胞 2%，尿蛋白 ++，红细胞 +，白细胞 +，脓球少，上皮细胞 ++，颗粒管型 0～1，白细胞管型 0～1，CO_2-CP47.1V%，NPN140 毫克 %，K^+4.25，Na^+144，Cl^-92mEq/L，A：G=3.40：2.10（克），胆固醇 169 毫克 %。

诊断：慢性肾炎，高血压，慢性肾衰竭。

治疗摘要：经肾衰竭常规处理和辨证施治，并用大黄 15 克，蒲公英 30 克，白头翁 30 克，车前子 20 克，煎剂灌肠，经治疗临床症状基本消失，血压正常，NPN 降至 74 毫克 % 而出院。

讨论与体会

1. 热、毒、瘀滞是多种病证发生的重要因素。因此，以通腑导滞、泄热解毒、祛痰逐水、活血化瘀为主要作用的导毒化瘀法则，体现了《内经》"热者寒之""结者散之""留者攻之"之意，是治疗部分危重证的重要治则之一。

2. 本法以大黄为主，酌情配伍清热解毒、祛痰逐水、凉血化瘀之品。《神农本草经》称大黄："下瘀血、血闭、寒热、破癥瘕积聚，留饮宿食，荡涤肠胃，推陈致新，通利水谷，调中化食，安和五脏。"《药征》："大黄主通利结毒也。"《药性论》："利水肿、破痰实。"《血证论》说："……泻心即是泻火，泻水即是止血，得力大黄一味，逆折而下，兼能破瘀逐陈，使不为患。"以上引述说明，单味大黄有导毒、通腑、泄热、化瘀、止血的优良作用。一味大黄体现导毒化瘀之法，故本法所用之药则以大黄为主。近代药理实验指示大黄有止血作用。能促进肠壁节律性蠕动，防止肠麻痹，促进肠腔内容物的输送和排泻，这样可使肠腔内压减低，有利于改善肠壁血循环，减少毒素的吸收，减少感染机会。大黄促进肠壁节律性蠕动的作用若配枳实、厚朴则更为明显。大黄的活血化瘀作用若配牡丹皮、赤芍则更为理想，可使小血管血流加速，改善组织缺氧，恢复肠壁的正常通透性，进而消散肠壁的充血水肿，防止津血停滞和微血栓形成，使肠道湿热得除，气机通畅，津血流通，肠道功能障碍得以恢复。大黄配芒硝、车前子等，可增强泻下逐水之力，以排除体内过多蓄留液。同时排除部分代谢废物和电解质，从而减轻组织水肿、降低肾周组织对肾区的压迫，改善肾血流灌注，促进肾功能恢复。大黄配黄芩、黄连，即成泻心汤，能增强大黄燥湿泄热、清解热毒之功，以治三焦积热。若再与温胆汤同用，使湿去痰消，热解而津复，气机通畅，津疏血通，脾得健运，痰热除去而诸症自愈。正如蒲辅周说："外感热病，临床上每多夹食、夹痰、夹瘀之不同，必佐以消，乃得其平。"

3. 导毒化瘀法是一种祛邪扶正方法，含清、消、下三法之意。故它

医理阐微

的适应证应为热证、实证、或本虚标实证。本法则虽有改善脏腑功能，纠正微循环障碍，调整免疫功能和代谢作用，但单用本法则不宜过久，当衰其大半而止。并注意与他法协同运用，疗效尤佳。（如病处厥脱时期，尤当用中西医综合措施抢救。）

4. 其给药途径以口服或鼻饲与保留灌肠并用为主。若属脾肾虚衰、湿浊泛滥、水入即吐者，又当以保留灌肠或结肠透析为主，一则防止苦寒败胃，二则确保在胃肠功能低下情况时药效的充分发挥。

总之，通过临床实践，深刻体会到学习和研究中医学的治法是十分必要的。因为治法上承辨证，下统方药，是治疗疾病的重要环节。但由于我们的资料积累不多，认识有待深化。不当之处，敬希指教。

【作者简介】

刘碧清（1942—）成都中医药大学教授、主任医师，四川省名中医。1968年毕业于成都中医学院，擅长中西医结合治疗肿瘤疾病。

何廷华（1939—）男，重庆巴南人，泸州医学院中医系主任、副教授。成都中医学院医疗系本科毕业。发表26篇论文。曾获国家农牧渔业部重大科技进步奖及泸州市重大科技进步奖。

温热病治未病思想

◎ 王继云

    中医药学是历代劳动人民与疾病作斗争的经验总结，不但有丰富的治疗疾病的经验，而且也有不少的"治未病"的经验，散见于历代医家的著作中。现着重就古典医籍《黄帝内经》《金匮要略》等，谈谈我的点滴体会。

    古代劳动人民在长期与疾病做斗争中，很早就认识到预防疾病的重要性。《周易》说："君子以思患而豫防之。"就是早期的预防思想。同时，古人也采取了一些预防措施，如管子的"杼井易水"，用疏通井渠，换易井水的方法，使水源清洁，对预防肠道传染病有一定作用。公元六世纪时，群众认识到狂犬病的危害，开始"逐瘈狗"，即消灭致病的狂犬，以预防狂犬病。

    "治未病"的提法，最初见于《内经》。《素问·四气调神论》说："……不治已病治未病，不治已乱治未乱……夫病已成而后药之，乱已成而后治之，譬犹渴而穿井，斗而铸锥，不亦晚乎？"前人这样重视"治未病"，可见已认识到预防疾病的重要性了。

    所谓"治未病"，就是疾病的预防问题。主要有两方面的内容：一是未病前的预防，即防患于未然；二是疾病发生后，防病向严重的趋向发展，即预防性治疗和早期治疗。它们是密切联系的。

    "治未病"的思想，是我国劳动人民在与疾病作斗争中产生和建立起来的，长期指导着防病治病，对保护我国劳动人民的身体健康、促进我国民族的繁荣兴旺，起到了积极的作用。

    现在，我着重从增强人体抵抗力和药物使用来谈"治未病"，至于

医理阐微

环境卫生和个人卫生等方面从略。

关于未病前的预防。《内经》认为，人之所以发生疾病，是由于正气不足之故，"邪之所凑，其气必虚"，要想不发生疾病，就必须使人正气充沛，抵抗力增强，"正气存内，邪不可干"。如何增强抗病能力呢？从积极方面来说，就要增强体质和消除对身体的不利因素。《素问·上古天真论》说："上古之人，其知道者，法于阴阳，和于术数，食饮有节，起居有常，不妄作劳……"文中指出保持身体健康的条件，包括了以上两个因素。其中除应该适应自然界气候的变化（法于阴阳），生活要有规律（起居有常），在劳动时不使过度疲乏（不妄作劳）外，我认为其中更重要的在于增强体质，就是身体的运动锻炼，王冰注为"保生之大伦"，可见是非常重视体育运动的。《金匮要略》的"导引吐纳"，也是指呼吸的调节，手足的屈伸运动。东汉末，名医华佗创立"五禽之戏"，用以锻炼身体。这都说明前人重视增强体质，以达到预防疾病的目的。在消除对身体的不利因素上，首先必须注意饮食，"食饮有节"告诉人们饮食应有节制，不能过饥过饱；同时，又谈到饮食不节的害处，"饮食自倍，肠胃乃伤"。此外，"食饮有节"还应包括食物的清洁，《金匮要略》说："凡饮食滋味，以养于生，食之有妨，反能为害。"又具体指出"六畜自死，皆疫死，则有毒，不可食之。"这都是从实践中总结出来的可贵经验。其次，要注意情志变化不能过度，过度能损伤正气。《素问·举痛论》说："怒则气上，悲则气消，恐则气下……思则气结。"解释"怒则气上"说："怒则气逆，甚则呕血及飧泄，故气上矣。"在临床上确能见到，如大怒之后，肝气上逆，可见头眩头痛，有时甚至发生吐血；过于忧思，则气结不行，而见脘闷不饥，食少神疲等脾胃失健运证候。再次，"虚邪贼风，避之有时"，要适应气候的变化。并具体指出"冬三月……去寒就温"，就是在寒冷的季节，应注意保暖，以免受寒生病。

用中草药预防疾病，也是一种行之有效的方法，《石室秘录》载有"用贯众一枚，浸于水缸之内，加入白矾少许，逐日饮之，则瘟疫之病不生矣"。贯众性味苦寒，能清热解毒，服之有预防流感、流脑等作用，一直流传下来，目前尚在运用。

未病前的预防，是首先应该加以注意的积极措施，病后防止疾病向严重和复杂的趋向发展，即既病防变，也有其重要的意义。

《素问·八正神明论》说："上工救其萌芽……下工救其已成，救其已败。"就有预防性治疗和早治之意。早治则治于病始，较易处理；预防性治疗则可使病由重转轻，防止其"败"。在预防性治疗上，《金匮要略》具体指出："上工治未病……见肝之病，知肝传脾，当先实脾。"就是说，在肝有疾病时，例如肝炎，除见头晕，胁肋胀痛，胸脘不舒等症外，多有恶油，胃纳减少，嗳逆神疲等脾胃症状，就是由肝而影响到脾胃。在治疗上，不但要疏肝理气，更要注意调理脾胃，如逍遥散中用白术、茯苓、甘草等以健脾才能取得较好效果。前人把善于"治未病"的人称为"上工"，即指学识较高，经验丰富的医生，足见他们是重视"未雨绸缪"的。

根据这一预防性治疗的原则，又根据《内经》对温热病治疗关于"实其阴以补其不足"的意见，叶天士在治温病中提出"务在先安未受邪之地"的观点。因为肝病常可传脾，邪热最易伤阴。这是由脏腑关系和温病的特点所决定。所谓"先安"，就有强调保护阴津的意思。由于温病为阳热之邪引起，多有高热、汗出、呕吐、泄泻等症，使阴液大量耗伤；而阴津之存亡，对温病的预后关系又非常密切，所谓"留得一分津液，便有一分生机"，就充分说明了护阴的重要。落实在治疗上，叶氏提出："在卫汗之可也，到气才可清气，入营犹可透热转气，入血就恐耗血动血，直须凉血散血。""到气才可清气"，就是疾病若在卫分尚未到气分时，应尽快解除外邪，使其不入气分；到了气分，才可用清气之法，以解其热。即使是在气分用清热方剂白虎汤时，除石膏、知母清解热邪外，知母配合粳米，甘草又能起到养胃生津的作用，是在清热中保护阴液。"入营犹可透热转气"，邪入营分，已比气分深了一层，在治疗时，不仅要直清营分之热，还要用透邪顾阴药物，使其不致伤阴而又能从卫、气分外解。如清营汤中用犀角、黄连、生地黄、玄参、麦冬等清营热、养阴津，金银花、连翘、竹叶清气热兼从外透。到了血分，邪已深入，除清血热外，也要护阴，如犀角地黄汤之用生地黄。至于温病热结胃肠，患者平素阴液不足时，用增液承气汤，泻实护阴，亦为常用之法。

以上温病治法，不管是清热也好，清透也好，泻实也好，或其他治法也好，都没有离开顾护阴液这个基本原则。吴鞠通抓住了温病易于伤阴的特点，明确提出"本论始终以救阴津为主"，这就是叶天士观点的引伸。

他如清暑益气，急下存阴，回阳救逆等，或益气，或存阴，或回阳，都有"先安"之意，就不再赘述了。

这种预防性治疗的原则，在临床上比较常见；还有冬病夏治，也属这一范围。《张氏医通》据《内经》"春夏养阳"的精神，治冷哮，"夏月三伏中，用白芥子涂法，往往获效"。中医研究院广安门医院用本法制成"冬病夏治消喘膏"，治疗喘息型气管炎和支气管哮喘，有效率为79.9%和83.7%，效果较好。

疾病的早期治疗，对于缩短病程和防止疾病深入，有重要作用。《素问·阴阳应象大论》说："故邪风之至，疾如风雨，故善治者治皮毛，其次治肌肤，其次治筋脉，其次治六腑，其次治五脏，治五脏者，半死半生也。"《金匮要略》在肺痈的治疗上指出"始萌可救，脓成则死"，这都是强调早期治疗。早治则邪气比较轻浅，患者正气未伤，不仅易于治疗，而且预后佳良；否则邪气深侵，正气不支，病情就严重了。

对于温热病，更要注意早治。吴鞠通有"治外感如将"的意见，并注明说："兵贵神速，机圆法活，去邪务尽，善后务细，盖早平一日，则人少受一日之害。"他虽然谈了温热病的治疗原则，而着重在于早期治疗，所谓"兵贵神速"就是此意。由于温热病的特点是起病急、病情重、发展快、变化多，在治疗时必须抓早抓紧。要根据卫气营血的不同情况，进行辨证论治。在卫分应迅速解表；气分应立即清气，热结胃肠应急下存阴；到了营分，应急急清营透热；在血分时，必须尽快凉血解毒。同时，注意"认证无差，用药先后缓急得宜"，才能取得较好的效果。温病除逆传或"伏邪"内发不经气分而入营血外，一般顺传都要经过气分。气分是正邪斗争的激烈阶段，邪盛而正气亦盛，必须重视气分，把住气分关，抓紧治疗，使病邪从气分而解，不致内陷营血，而成重症，这对保障人民的健康，是非常重要的。

发病急剧的温热病应该早期治疗，其他疾病，也无不如此。在初起或急性期时，就要早治根治，不然，就会转为慢性或向严重证候发展。例如，中医的淋证（泌尿系统感染）在发生后，即用清热利湿方剂，及时处理，务必做到彻底根治，否则可成慢性，每致反复发作，就会影响劳动力；又如咳嗽（支气管炎）失于早治，迁延不愈，势必转为慢性，长期咳嗽，耗气伤阴，导致肺脾肾俱虚，肺失肃降，肾气不纳，脾失运化，可以成为肺胀（肺气肿），这就向严重证候传变了。

总的来说，"治未病"的思想，是历代劳动人民与疾病作斗争的经验积累，是中医学的重要组成部分。我们必须努力发掘，加以整理提高，使其更好地为人民健康服务。

升降散与温病

◎ 陈源生

◎ 陈源生

感受时令温热病毒所引起的急性热病，如风温、春温、暑温、湿温等，统称之为温热病。若气候反常，"春时应暖而反寒，夏时应热而反冷，秋时应凉而反热，冬时应寒而反温，此非其时而有其气，是以一岁之中，病无长少，率相似者，此则时行之气也"（《诸病源候论》），因此而诱发之急性热病，除具有一般温热病见证外，并出现头面、咽喉等局部红热肿痛甚或溃烂等证的病候，即临床所称之大头瘟、烂喉痧、痄腮等疾患，则属温邪夹毒。此外，天地间尚另有一种不正之气（或曰异

医理阐微

· 97 ·

气、戾气、疬气、毒气），若感受其气者，发病急剧，病情严重，且具"皆相染易，无问大小，症状相似"的特点，《素问》称为"五疫之至"，实即瘟疫、疫疬之谓也。清代杨栗山著《伤寒瘟疫条辨》一书，对于伤寒、温病和疫疬分条析理，截伪归真，除认为伤寒与温病证因脉治皆判然有别的论点与叶香岩为代表的温病学派相同外，其对温毒、瘟疫的认识更独具手眼。栗山指出："常气者，风寒暑湿燥火，天地四时错行之六气也。杂气者，非风、非寒、非暑、非湿、非燥、非火，天地间另为一种偶荒旱潦疵疬烟瘴之毒气也。故常气受病在表，浅而易；杂气受病在里，深而难。"并出升降散一方，主治"表里三焦大热，其证不可名状者"。更以升降散为总方，又经加减化裁为神介散、清化汤、芳香饮、大小清源饮、大小复苏饮、增损三黄石膏汤、增损大柴胡汤、增损双解散、增损普济消毒饮、加味六一顺气汤、加味凉膈散、解毒承气汤等十四方，以治疗不同证候表现的温毒、瘟疫疾患。杨氏《条辨》，持论平正，义深理微，别开瘟疫又一法门；与吴又可《瘟疫论》，余师愚《疫疹一得》等疫病名著，各抒论见，后先辉映。

升降散方载《伤寒瘟疫条辨·卷四·医方辨引》，方药组成：白僵蚕（酒炒）6克，全蝉蜕3克，广姜黄（去皮）9克，生川大黄12克，共为细末，病轻者分四次服，重者分二次服，蜂蜜15克，黄酒一盅，调匀冷服。

升降散治疗"表里三焦大热，其证不可名状"之瘟疫，历经临床验证，确有良效。余少承家学，随叔祖、父兄在农村行医。旧中国农村缺医少药，为了方便劳苦人民，世代恒备升降散，每于瘟疫流行，延门阖境相染之时，即以此散丸济之，全活甚众；又风疹奇痒、痈疮疖肿、黄水浸淫及丹毒诸疾亦以施之，亦简便而效捷。

升降散为何能够治愈瘟疫之外的诸多疾病？余早年尚遑惑于此。岁月推移，学习不辍，诊余之暇，常潜心研读杨氏《条辨》，参诸叶、薛、吴、王诸家著述，琢磨有年，渐始悟得升降散痊病愈疾的机理就在于"升降"二字；杨氏也正于升降出入手眼独到。所谓"升降"是指气化功能而言；而机体气化功能的基本形式就表现为上下升降。《素问·阴阳应象大论》曰："清阳出上窍，浊阴出下窍；清阳发腠理，浊阴走五脏；清阳实四肢，浊阴归六腑。"此言上下升降之常。又曰："清气在下，则生飧泄；浊气在上，则生䐜胀。"此言上下升降悖逆发生的疾病则又通过三焦的病候表现出来，盖三焦者，属手少阳经，主气机升降出入，并可通行水道，章虚谷认为："凡表里之气，莫不由三焦升降出入，而水道由三焦而行。"（引自《温热经纬》）夫温热病毒侵袭人体之后，邪正交争，营卫失调；邪犯三焦，枢机钝滞，则表里不和，邪热闭郁，漫无出路；升降失灵，则上下不通，出入诸窍闭塞。表里上下内外不得其顺，反恣其常，而恶寒发热，咳嗽气逆，胸闷呕逆，二便不利，种种病候莫不病于气机紊乱，经谓"百病生于气也"。既因"气乱则病"，俾"气治则安"，因此，在温热、疫毒疾病的某些病变阶段，予以疏动气机，调动升降的治疗无疑是很重要的一环。升降散一方，正是由于僵蚕、蝉蜕升阳中之清阳，姜黄、大黄降阴中之浊阴，一升一降，内外通和，而杂气之流毒顿消失。（《伤寒瘟疫条辨·卷四·医方辨引》）

明末吴又可，其后余师愚，各制达原饮、清瘟败毒饮方，祛邪辟疫，似雄军夺关，势如破竹；只要体实，收效捷如桴鼓。清代叶香岩奠基温病学说，吴鞠通踪迹叶氏，定银翘散、三仁汤诸方；凡治温热、湿热，如羽拂轻尘，平淡寓奇，投之应手取效。栗山论伤寒与温病之异同与吴、叶学说源同流歧，若论治法，却别具一格；出方升降散，迥异诸家。

深思升降散方义，当源溯《内经》，细究本草，则奥理晰明：僵蚕，味辛咸、性平，食桑叶不饮，僵而不腐，得清化之气；蝉蜕，味甘咸、性凉，饮风露不食，蜕然无恙，为清虚之品；蚕有大便无小便，能走浊道而归清；蝉有小便无大便，善清治节而利水，蚕蝉相资亦相须，是为全方之主药。又佐以辛苦芳烈之姜黄，逐秽辟疫；使以苦寒趋下之大黄，清热泻火；更兼米酒辛甘轻扬，上行为引；蜂蜜甘平凉润，下著为导。药味不多，法度谨严；立方平稳，峻缓适中；寒热协调，散敛有济。疏表涤浊，不虑凉遏。非若银翘散，三仁汤纯然清肃、芳香化浊之剂。并无达原饮、清瘟败毒饮峻猛劫夺之弊；深合《内经》风淫、热淫、湿淫所胜，治以辛凉、咸寒、苦辛，佐以甘缓、淡泄之旨。试概其功效：通里达表，升清降浊，清热解毒，祛风胜湿，逐秽辟疫，豁痰散结，行经通络，镇惊止痉。

窃尝思温热、温毒、瘟疫，皆为感受不同温热病毒所引起之急性热病。前人其所以将疫疠另立门户于温热之外，甚至截然判划两途者，乃是历史条件的局限，在病原微生物学尚未诞生以前，对疾病病因认识的片面性，当不足为怪。上述三种不同类型的温热疾病，只是流行情况不同，传染有强有弱，病情分轻重而已。据此可知，升降散治疫著效，而治温热又何尝不可！升降散原方大黄、姜黄，分量偏重，是为治疫疠之需。新中国成立后，党和政府贯彻预防为主的方针，大搞爱国卫生运动，已绝少瘟疫流行。如认定升降散为治疫专方，则背离了发掘中医学遗产，并加以提高的宗旨；拘执成方，因循守旧，窃为智者不取。余从临床需要出发，遵循辨证施治的原则，变其剂型，改其分量，出入加减，用治外感热病、内伤杂病，咸皆奏效。下面谨附改订之升降散方：

僵蚕 12 克，蝉蜕 12 克，姜黄 3 克，生大黄 4.5 克，共为细末研匀。病轻分四次服，病重分二次服。每次用蜂蜜 15 克、黄酒 6 克，调匀冷服。僵蚕、蝉蜕为主药，不可增损。便秘增大黄量，便稀去大黄；便稀但肛门灼热者不可去。舌上无津者，去姜黄；病情必须疏动者，则以郁金易姜黄；舌上苔腻者，又增姜黄量。目前临床上，余多操用汤剂，以上散剂分量，可为煎剂一日量。无黄酒可去而不用。

为了进一步研究升降散功能效用，且提供一些琐碎资料于同道，兹列举升降散临床运用如下。

一、风温（附：流行性感冒）

1. 风温邪在肺卫

证候：发热，微恶风寒，自汗，头痛，咳嗽，喉痒，烦渴，溲赤，舌红苔薄，脉浮数或浮弦而数。

治法：辛凉透表，升清降浊。

方药：银翘升降汤。

金银花 18 克，连翘 15 克，僵蚕 12 克，蝉蜕 12 克，姜黄 3 克，生大黄 4.5 克（后下），薄荷 4.5 克（后下），桔梗 9 克，甘草 3 克，芦根 30 克。水煎服。

加减法：

（1）风温初起，无汗而恶风较重者，去薄荷、芦根、大黄，加葱白 4 根，淡豆豉 12 克，荆芥 9 克。

（2）发热重，不恶寒者，客寒已去，加葎草 30 克，竹叶 12 克。

（3）肺气不宣，咳嗽重者，去大黄，加前胡、杏仁各 12 克。

（4）郁热在里，心烦懊侬者，加栀子花 12 克，香豉 9 克，竹叶 12 克。

（5）邪热壅滞肺卫，身热烦渴；痰热遏郁中焦，肺气不通；症见胸脘痞闷，泛恶，便秘，苔黄腻者，原方增大黄至 9 克，姜黄 6 克，加川黄连 4.5 克，半夏 12 克，瓜蒌仁 15 克，杏仁 12 克。

2. 风温热盛动风

证候：发热头痛，烦渴引饮，大便秘结，手足瘛疭，舌红苔黄燥，脉弦数或洪数。

治法：凉肝息风，通腑彻热。

方药：息风升降汤。

羚羊角粉 2 克（分次冲服），钩藤 24 克（后下），僵蚕 12 克，蝉蜕 12 克，姜黄 3 克，生大黄 12 克（后下），生石膏 30 克（先煎），知母 9 克，天花粉 18 克，生杭白芍 24 克，甘草 12 克，蜂蜜 45 克（兑服）。水煎服。

3. 风温发疹

证候：发热，咳嗽，烦渴，胸闷不舒，外发红疹，舌红苔黄或腻。

治法：宣肺、泄热、透疹。

方药：透疹升降汤。

僵蚕 12 克，蝉蜕 12 克，姜黄 3 克，生大黄 4.5 克（后下），金银花 19 克，连翘 15 克，薄荷 4.5 克（后下），大青叶 15 克，紫草 9 克，玄参 24 克。水煎服。蜂蜜 45 克，黄酒二盅，分次兑服。（热盛加犀角

6克）

附：**流行性感冒**

流行性感冒属于中医学"风温"病范围。因为此病不同于一般外感热病，不但证情严重，且易引起大流行，故予专论之。

1. 风寒证

证候：发热头痛，畏寒恶风，鼻塞流涕，无汗身痛，或四肢困倦，咽痛咳嗽，苔白脉浮。

治法：微辛微温解表。

方药：荆防升降汤。

荆芥9克，防风9克，葱白4根，淡豆豉12克，僵蚕12克，蝉蜕12克，前胡12克，桔梗9克，甘草4.5克。水煎服。

2. 风热证

证候：发热重，微恶风，头痛自汗，咳嗽痰多，烦渴溲赤，咽痛红肿，苔黄脉数。

治法：同风湿邪在肺卫。

方药：同前银翘升降汤。

加减法：

（1）高热加葎草、鸭跖草各30克；或配合白虎汤。

（2）喉吐黄稠痰者，选加杏仁、前胡、清明菜、枇杷叶、竹茹。

（3）咽肿痛较甚者，加蜡梅花、射干、马勃、重楼。

（4）便秘结者，加大黄量或加牛蒡子。

（5）胸闷泛恶，或伴腹泻者，选加藿香、茵陈、大豆黄卷、滑石、鱼鳅串、车前草。

二、春温

证候：发热头痛，口苦咽干，烦渴引饮，溲赤便秘，舌红苔黄，脉弦数。

治法：泄卫清气，苦寒坚阴。

方药：黄芩升降汤。

黄芩 12 克，僵蚕 12 克，蝉蜕 12 克，炒栀子 9 克，淡豆豉 9 克，生大黄 6 克，玄参 24 克，竹叶 9 克，石斛 12 克。水煎服。蜂蜜 30 克，兑服。

三、暑温（附：乙型脑炎）

1. 暑风

证候：夏月中暑，烦热汗出，四肢抽搐，头晕心慌，脉弦数或弦滑而数。

治法：清暑凉肝，息风止痉。

方药：凉肝升降汤。

钩藤 24 克（后下），菊花 12 克，僵蚕 12 克，蝉蜕 12 克，姜黄 4.5 克，生大黄 4.5 克（后下），生白芍 24 克，地龙 9 克，荷叶 12 克，青蒿 12 克，玄参 30 克。水煎服。蜂蜜 30 克，兑服。

2. 暑秽

证候：夏月感受秽浊阴湿之气，暑热浊湿阻遏清阳，致头痛而胀，胸痞脘闷，烦热呕逆，小便短赤，大便溏热，苔腻脉濡。

治法：流畅气机，清热涤暑，除湿化浊。

方药：改订升降散（方药见前）。剂分四服。

苔白腻、脉濡缓者，每服以半夏 4.5 克，白蔻仁 1.5 克，藿香 3 克，菖蒲 1.5 克，水煎送服。苔黄腻、脉濡数者，每服以川黄连 1.5 克，茵陈 6 克，荷叶 3 克，藿香 8 克，佩兰 4 克，六一散 5 克。水煎送服。

附：流行性乙型脑炎

流行性乙型脑炎系西医学病名，多发于炎暑盛夏季节，属于中医学温热病范围，与"暑温""暑风""暑痉""暑厥"相类似。余在临床上运用升降散治疗乙型脑炎，是针对乙型脑炎患者的发热、头痛、项强、呕逆、烦躁、四肢抽搐的证候。方药多采用改订之升降散加牛筋草、重楼、金银花、连翘、板蓝根等煎服。高热者选加葎草、石膏、知母、人工牛黄、羚羊角、犀角。夹浊湿者选加藿香、佩兰、茵陈、菖蒲、滑石。颈项僵强、抽搐不止者选加地龙、钩藤、天麻、羚羊角，甚或全蝎、蜈蚣亦可酌用。据临床所验，升降散加减对"乙型脑炎"之高热、抽搐两症疗效显著。

四、温温

证候：头痛如裹，身热恶寒，午后热甚，身重疼痛，胸闷不饥，口不渴，苔白腻，脉濡缓。

治法：内外分解表里湿热。

方药：三仁升降汤。

薏苡仁24克，杏仁12克，白蔻仁6克，僵蚕12克，蝉蜕12克，郁金6克，藿香12克，厚朴9克，青蒿12克，通草2.5克。水煎服。

加减法：

（1）咳嗽者，加前胡、桑叶以开上；痞呕恶者，加半夏、竹茹、陈皮以宣中；便溏溲赤者，加赤苓、茵陈以渗下。

（2）苔白腻、脉濡数者，去白蔻仁、厚朴，加冬瓜仁、滑石、葎草。

（3）湿热留恋，汗出身热不解者，去青蒿、藿香、厚朴，加黄芩、滑石、葎草、芦根、栀皮。

（4）身痛偏重者，加大豆黄卷、丝瓜络、防己。

（5）寒热起伏，胸闷呕逆，身体沉重，腹胀溲短，苔黄腻者，去藿香、薏苡仁、郁金，加黄连、竹茹、半夏、橘皮、枳壳。

五、温毒

1. 大头瘟

证候：憎寒壮热，头面肿大，咽痛口渴，肢体酸楚，甚则目不能开，苔黄脉数。

治法：疏风消肿，清热解毒。

方药：消毒升降汤。

僵蚕12克，蝉蜕12克，蜡梅花12克，重楼12克（先煎），连翘12克，板蓝根4克，夏枯草30克，玄参24克，马勃9克，牛蒡子12

克，薄荷 4.5 克（后下），桔梗 9 克，甘草 4.5 克。水煎服。蜂蜜 45 克，分次兑服。

加减法：

（1）大便秘结者，加生大黄 9 克后下；恶寒已罢，肿甚苔黄者，加黄芩、黄连、栀子。

（2）本方去重楼、蜡梅、马勃、玄参、板蓝根，加升麻、姜黄、苍术、荷叶、大黄、排风藤，可治头面疙瘩肿痛，憎寒壮热之雷头风。

2. 痄腮

证候：温邪时毒，内侵少阳，循胆经上攻，而致耳下腮部肿痛，头痛发热，咽痛呕吐，口渴烦躁，苔黄脉数。

治法：清热解毒，散结消肿。

方药：消毒升降汤（方见"大头瘟"）加减。

僵蚕 12 克，蝉蜕 12 克，连翘 15 克，重楼 12 克（先煎），板蓝根 24 克，马蹄草 30 克，蒲公英 30 克，玄参 24 克，蜡梅花 12 克，薄荷 4.5 克（后下），浙贝母 12 克，甘草 4.5 克。水煎服。蜂蜜 30 克，兑服。

3. 烂喉痧

证候：壮热烦渴，咽喉红肿疼痛，皮肤隐现痧疹，舌红脉数。

治法：疏散透表，清化里热。

方药：清咽升降汤。

僵蚕 12 克，蝉蜕 12 克，薄荷 4.5 克（后下），牛蒡子 9 克，蜡梅花 12 克，栀子花 12 克，金银花 24 克，金果榄 12 克（先煎），马勃 9 克，郁金 6 克，生大黄 4.5 克（后下），甘草 3 克。水煎服。蜂蜜 45 克，兑服。

加减法：

（1）初起恶寒者，去马勃、大黄，加荆芥、防风、红浮萍。

（2）壮热烦躁，咽喉红肿溃烂，苔黄燥者，去马勃、郁金，选加连翘、黄芩、栀子、石膏、竹叶、重楼。

（3）本方若再以玄参、麦冬、桔梗、生地黄、牡丹皮、射干、绿豆、芦根、石斛等品加减出入，用治缠喉风、喉痹，疗效亦佳。

六、瘟疫

证候：憎寒壮热，头身重痛，心烦懊恼，谵语妄言，神志昏沉，面色垢滞，腹痛吐泻，苔垢腻如积粉或黄燥干厚，脉沉伏。瘟疫，病重证急，变化最速，正杨氏所谓"表里三焦大热，其证不可名状者"也。

治法：清热解毒，驱瘟逐疫。

方药：杨栗山"升降散"，服法见前。

七、疫毒痢

证候：疫毒痢，发病骤急，伤人最厉。其证痢下鲜紫脓血，壮热烦渴，剧烈腹痛，里急后重，甚或痉厥神昏。疫毒充斥表里三焦，一派大热之象，治疗颇费斟酌。

治法：清热解毒，清疫止痢。

方药：翁连升降汤。

白头翁 18 克，秦皮 12 克，川黄连 9 克，黄柏 12 克，黄芩 12 克，黑栀子 12 克，僵蚕 12 克，蝉蜕 12 克，姜黄 6 克，生大黄 12 克（后下）。水煎服。蜂蜜 45 克，黄酒二盅，分次兑入药汁。

加减法：

（1）舌质红绛者，撤去一些苦寒药，酌加生地黄、赤芍、牡丹皮等。

（2）神昏谵语者，当配合神犀丹、紫雪丹等成药。

八、中风实证

证候：卒中风邪，头晕重痛，口眼歪斜，舌强语言不利，四肢拘急抽搐，或麻木沉重，痰涎上泛，身发寒热，苔白腻或黄腻，脉弦滑或弦滑而数。

治法：豁痰通络，平肝息风。

方药：改订升降散（方药见前）。

生姜汁一匙，水竹沥、黄荆沥各一小杯，与药末 24 克合匀，入蜂蜜 30 克，黄酒一盏，频服一日量。如未带备此散，则改用汤剂。

僵蚕 12 克，蝉蜕 12 克，姜黄 6 克，川大黄 6 克，菖蒲 6 克，钩藤 24 克，半夏 9 克，地龙 9 克，天竺黄 6 克，白芍 18 克，甘草 9 克，竹茹 30 克。水煎服。蜜、酒兑服。

九、风疹（荨麻疹）

证候：疹色发红，或隐约皮肤，或如"痞瘤"，皮肤灼热，心烦口渴，溲黄便秘，每因受风或受热加重病情，苔黄，脉数。

治法：疏风清热，凉血解毒。

方药：愈疹升降散。

荆芥、防风各 9 克，麻黄 6 克，僵蚕 12 克，蝉蜕 12 克，姜黄 4.5 克，生大黄 9 克，黑栀子 9 克，枯芩 9 克，赤芍 12 克，连翘 15 克，红花 4.5 克，薄荷 6 克，苍耳 12 克，甘草 6 克，共研粗末，每用 15～30 克，水煎。蜜、酒兑服。

加减法：

（1）疹发上身为甚者，乃风重，加蒺藜 12 克，红浮萍 15 克；下半身为甚者，乃湿重，加苍术、黄柏各 12 克，白鲜皮、地肤子各 15 克；通身皆发者，加路路通 15 克，槐花 15 克，千里光、菵草各 30 克。

（2）舌质红绛者，热入血分，酌减部分风药、苦寒药，选加牡丹皮、紫草皮、紫花地丁、大青叶、玄参、生地黄。

（3）经年不愈，感风复发，或食荤腥过敏者，余以加味升降丸治愈者不少。方药：僵蚕、蝉蜕各 120 克，蛇蜕 60 克（皂角水洗），姜黄 30 克，大黄 45 克，全蝎 30 克（淘米水洗），共研细末，红浮萍、虎耳草各 120 克，水煎浓缩，合匀药末、炼蜜为丸。每服 6 克，重症 12 克。服药期间，忌食荤腥发物。

（4）舌质淡，脉象不实，反复发作，辨证属血虚生风者，与黄芪 30 克，当归 6 克，红花 3 克煎汤服送"改订升降散" 6～9 克。

（5）本方加减，酌增除湿之品，可治疗浸淫黄水疮。

十、小儿急惊风

证候：发热烦躁，四肢抽搐，或神昏痉厥，痰鸣喘急，舌苔黄腻，脉数实，或滑数，或弦滑。

治法：清热息风，清心涤痰，凉肝定惊。

方药：加味太极丸（方见《伤寒瘟疫条辨·卷三·小儿温病》）。

白僵蚕 3 克，蝉蜕 3 克，广姜黄 1 克，川大黄 12 克，天竺黄 3 克，胆星 3 克，冰片 1 克。糯米浓汤和丸，如芡实大，冷黄酒和蜜泡化 1 丸。

加减法：

（1）外感温热之邪，化火动风，引起神昏抽搐者，予鲜竹叶一把，水牛角片 15 克煎取浓汁，鲜鸭跖草洗净捣汁一小杯，人工牛黄 1 克，合同丸药 3～5 粒泡化，搅匀，频灌。此为一日量。

（2）高热抽搐、痰鸣喘急，鼻翼煽动，苔黄腻者，证属痰热上壅，热盛动风，宜取白头蚯蚓，洗净后，白糖淹取清汁半酒杯，鲜芦根捣汁一酒杯，合匀，泡化药丸 3～5 粒，搅匀，频灌。此为一日量。

（3）热盛动风，引起昏迷痉厥；痰食阻滞，引起纳呆，呕吐，便秘者，以钩藤 9 克，生石决明 9 克先煎，生赭石 9 克包煎，莱菔子 6 克，菖蒲 3 克，甘草 3 克，白芍 9 克水煎，羚羊角粉 1 克及药丸 3～5 粒泡化、频灌。

（4）此丸治小儿夜啼，证属痰热实证者，效果很好。

以上仅从辨证施治的角度，着重介绍了升降散在外感急性热病范围内的运用，也涉及了一些杂病。治病贵在活泼圆通。余在临床上以升降散加减化裁，用于乳癌术后后遗症，鼻咽癌术后后遗症，病毒性肺炎，病毒性肝炎，乳腺炎，急、慢性淋巴腺炎，以及恶疮肿毒，天行赤眼，湿热带下等病，都收到满意的疗效，因非本文论述的重点，故不多赘述。

【作者简介】

陈源生（1897—1992），男，重庆铜梁人。重庆市中医研究所研究员、顾问，擅长中医内科、妇科。世代业医，9岁发蒙读私塾，并在祖父、父亲指导下，课余背诵《药性赋》《时方歌括》等，并读《医学三字经》《医学心悟》等，后跟随祖父临证。1920年始在乡镇行医，1938—1939年任省立高工校校医，同时兼任高等法院一分院医生，1940年后自行开业，1955年后在重庆市中医研究所工作。曾任重庆市政协委员，重庆市及四川省中医学会理事，曾获重庆市科技成果奖。著有《临床常用中草药选编》《中草药歌十五首》《简便验方选编》等。

医理阐微

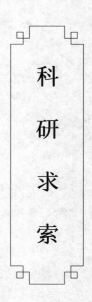

科 研 求 索

卫气营血在内科热病的辨证论治规律探讨

◎ 郑新　田令群　杜树明　徐世莲　黄星垣

温病的卫气营血，是以急性传染病为主的临床病证和生理、病理的理论概括，是明清医家从实践中总结出来的丰富经验和独特的学术见解。加强卫气营血的临床研究和理论探讨，用现代科学方法阐明其规律性，有助于在中医内科领域内加快中西医结合的步伐。

回顾过去有关卫气营血的研究报告，所限于对某些急性传染病较少病种的临床观察，或属于某些方药和剂型改进的治疗验证等，虽有探讨其辨证规律的，但也缺乏较多病种与大组病例的综合分析。有鉴于此，我们在 1963—1978 年重庆市中医研究所内科 15 年住院病例中，发现体温在 37.5℃以上，属于中医"温病"范畴的感染性疾病，共有 93 个病种，2391 例。其中病毒感染的有 8 个病种，365 例，全属传染病；细菌感染的有 50 个病种，1685 例，只有伤寒、菌痢、疟疾等极少数病例属于传染病；属于一般内科疾病并发感染而发烧的 341 例。本文试图通过本组较多的病种和大样本的病例，对内科热病卫气营血辨证论治规律进行初步探讨。本组资料说明，内科热病的临床表现，不仅大多具有温病卫气营血诸证的脉证特点，而且按此辨证论治、专用中药治疗，多能收到较好疗效。现将观察结果，作如下分析讨论。

一、辨证分析

本组 2391 例的西医诊断，均按《实用内科学》（人民卫生出版社，1973 年，第 6 版）的病名归类；中医辨证则综合临床脉证特点，归纳为温病卫气营血辨证、伤寒三阳辨证、杂病脏腑辨证三类。凡此三类在治疗观察过程中，同时出现谵语、昏迷、抽搐、厥脱等变证，则分别归入惊、厥、闭、脱等"逆传"的变证，进行分析。

（一）一般资料

年龄最小 15 岁，最大 92 岁。男性 1212 例，女性 1179 例。体温在 37.5～38℃的 529 例，38.1～39℃的 875 例，39℃以上的 987 例。病毒性感染性疾病（以下简称"毒感"）365 例，细菌性感染性疾病（以下简称"菌感"）1685 例，他病之后继发性感染的疾病（以下简称"继感"）341 例。呼吸道疾病 1285 例，消化道疾病 323 例，泌尿道疾病 348 例，其他疾病 435 例。

（二）病与证的关系

本组 2391 例中医辨证，其临床表现以温病卫气营血辨证为最多见，共 1896 例（79.29%）；其次以杂病脏腑证候为特点的 325 例（13.60%）；以伤寒"三阳证"为特点的最少，170 例（7.11%），详见表1。

表 1 病与证的关系

感染	例数	温病辨证				伤寒辨证			脏腑辨证
		卫分	气分	营分	血分	太阳	少阳	阳明	
毒感	365	219	86	14	17	4	23	—	2
菌感	1685	418	851	56	154	23	96	13	69
继感	341	15	55	5	6	1	4	1	254
合计	2391	652	992	75	177	33	123	14	325
%	100%	1896 79.29%				170 7.11%			325 13.60%

本组"毒感""菌感""继感"，其临床既可表现为温病卫气营血诸证，也可表现为伤寒的三阳证，还可表现为一般内科杂病的脉证特点。"毒感"365 例中，有 336 例（92.05%）表现为卫气营血诸证；"菌感"1685 例中，有 1479 例（89.06%）表现为卫气营血诸证；"继感"341 例中，表现为卫气营血诸证的只有 81 例（3.75%），与前二者比较差异非常显著（$P < 0.01$）。

属于卫气营血辨证的 1896 例中，以卫分及气分的病例最多，共

1644 例（86.70%）。其中，"毒感" 365 例中卫分有 219 例（60.00%），"菌感" 1685 例中气分有 851 例（50.50%），"继感" 如表现为卫气营血诸证，仍以气分为多，341 例中有气分证 55 例（67.35%）。

本组属例伤寒辨证（太阳、少阳、阳明）的 170 例，以少阳多见 123 例（72.35%）。"毒感" 属于 "三阳" 辨证的 27 例中，未见 1 例阳明证。

（三）证与传变的关系

本组 2391 例，治疗观察期中病情未传变的称 "单纯型" 共 2050 例（85.73%）；出现变证 "逆传" 的共 341 例（14.27%）。在逆传的变证中，惊 9 例，厥 28 例，闭 19 例，脱 285 例。

1. 本组三类辨证均有逆传变证发生。属于温病气分 992 例中，逆传的 53 例（5.34%），营血分 252 例中，逆传的 154 例（61.12%），两者比较，差异非常显著（$P < 0.01$）。属脏腑辨证的 325 例中，逆传的 132 例（40.62%）。卫分和太阳病均未见有逆传病例，少阳和阳明也只有个别病例逆传，详见表 2。

表 2　证与传变的关系

传变	例数	温病辨证				伤寒辨证			脏腑辨证
		卫分	气分	营分	血分	太阳	少阳	阳明	
未传	2050	652	939	10	88	33	122	13	193
递传	341	－	53	65	89	－	1	1	132
合计	2391	652	992	75	177	33	123	14	325

2. 属于卫气营血诸证的 1896 例，其逆传变证，始于气分，而营分和血分出现逆传变证者又远较气分多见。

（四）脉象与证的关系

本组脉象以数脉最多见，卫分多见浮脉，气分多见洪数，入营入血则为细数脉，因本组脉象多兼他脉，因此未便分类统计。

（五）舌象分析

本组有舌苔记录的 2233 例，正常薄白苔 594 例（26.64%），病理舌苔 1639 例（73.36%），其中以黄腻苔最多，共 951 例，占 2233 例的 42.59%。

有舌质记录的 1614 例，正常淡红质的 322 例（19.95%），病理舌质的 12192 例（80.04%），其中红绛质最多，有 1067 例，占 1614 例的 66.10%。

1. 舌象与证的关系

本组所见，不同的证（即"温病""伤寒""脏腑"三类的不同证候）与舌苔的类型看不出明显的差异，但与舌质变化则有一定关系，如表3。

表 3　舌象与辨证的关系

证别		舌苔					舌质				
		例数	正常	白腻	黄腻	其他	例数	正常	红绛	淡胖	其他
温病辨证	卫分%	603	190 31.51	155 25.70	251 41.63	7 1.16	432	93 21.53	297 68.75	31 7.17	11 2.55
	气分%	922	216 23.43	265 22.23	418 45.34	23 2.50	669	135 20.18	470 70.26	33 4.93	31 4.63
	营血分%	238	50 21.01	63 26.47	116 48.74	9 3.78	180	28 15.56	117 65.0	19 10.56	16 8.88
	小计	1763	456 25.87	483 23.37	785 44.53	39 2.21	1281	256 19.98	884 69.01	83 4.48	58 4.53
伤寒辨证%		160	32 20.00	60 37.50	65 40.62	3 1.18	114	25 21.93	74 64.91	12 10.53	3 2.63
脏腑辨证%		310	106 34.20	99 31.93	101 32.58	4 1.29	219	41 18.72	109 49.77	54 24.66	15 6.85
合计%		2233	594 26.61	642 28.75	951 42.58	46 2.09	1614	322 19.92	1067 66.10	149 9.24	67 4.71

温病辨证组的 1281 例，舌质红绛的 884 例（69.01%），卫气营血诸证间舌质红绛的未见明显差异（$P > 0.05$）。但脏腑辨证的 219 例中，

舌质红绛的为 109 例（49.77%）与温病辨证组比较有显著性差异（P < 0.01）。相反脏腑辨证组舌质淡胖的有 54 例（24.66%），而温病辨证组为 83 例（6.48%），两者比较，也有非常明显的差异（P < 0.01）。

2. 舌象与体温的关系

本组分析结果，体温的高低与舌苔和舌质均有一定关系。

舌苔：体温在 38℃ 以下的 523 例，正常苔为 196 例（36.84%），而体温在 38℃ 以上的 1710 例，正常苔为 348 例（20.34%），两者比较差异非常显著（P < 0.01）；黄腻苔则相反，体温在 38℃ 以下的 523 例中有 136 例（26.00%），体温高于 38℃ 的 1690 例中有 185 例（48.22%），两者比较，差异也非常显著（P < 0.01）。

舌质：体温在 38℃ 以下的 377 例，舌质红绛的 216 例（57.29%），38℃ 以上的 1237 例，舌质红绛的 851 例（68.76%），两者比较，差异也非常显著（P < 0.01）。

3. 舌象与血红蛋白（Hb）的关系

本组测定 Hb 者 628 例，其中 Hb 低于 10 克的 319 例中，红绛舌质为 161 例（50.47%），淡胖舌质为 78 例（24.45%）；Hb 高于 10 克的 309 例中，红绛舌质为 203 例（65.99%），淡胖舌质为 20 例（6.47%），两者比较，差异均非常显著（P < 0.01）。Hb 的高低与舌苔改变，未见明显关系。

4. 舌象与血中电解质的关系

血钾：本组血钾以低于 3.5 毫克当量为低血钾。初步看来，低血钾和正常血钾与舌苔改变看不出明显关系；但当与某些舌质改变有一定关系，据 260 例统计，低血钾的 87 例中，红绛质为 39 例（44.83%）；正常血钾的 173 例中，红绛质为 99 例（57.23%），两者比较未见明显差异（P > 0.05）。但 87 例低血钾中，淡胖质有 31 例，正常血钾的 173 例中，淡胖舌质只有 27 例，两者比较差异非常显著（P < 0.01）。

血钠：本组血钠以低于 134 毫克当量为低血钠。初步看出，低血钠和正常血钠与舌苔改变关系不明显；但与舌质红绛有一定关系。据 181 例统计，正常血钠者 130 例，舌质红绛的 76 例（58.46%）；低血钠者 51 例，舌质红绛的 41 例（80.39%），两者比较，差异非常显著（$P < 0.01$）。

5. 舌象与血中非蛋白氮（NPN）的关系

本组血中 NPN 以高于 40 毫克％为异常，据 155 例观察分析，NPN 高低与舌苔的改变未见明显关系，而与舌质红绛和淡胖有一定关系。正常值的 93 例中，红绛舌质为 58 例（62.37%），淡胖舌质为 12 例（12.90%）；增高的 62 例中，红绛舌质 21 例（33.87%），淡胖舌质为 30 例（48.39%），两者比较，差异显著（$P < 0.05$）。

此外，舌象与血中白细胞，CO_2 结合力、血氮、PSP 试验、肝功能的正常与否，未见显著差异。

二、疗效分析

（一）治疗方法

本组 2391 例：按中医辨证专用中医药治疗的 1650 例（69.01%），加用西药（抗菌药物）治疗的 741 例（30.99%），专用中医药治疗的病例中，使用水煎剂的 1268 例，使用合剂和冲剂及针剂的 382 例。

（二）疗效标准

治愈：体温降至正常，症状消除，化验检查恢复正常。

有效：体温降至正常，症状减轻，化验检查正常或近于正常。

无效：体温未降至正常，症状未减轻，化验检查未恢复正常。

（三）疗效分析

1. 治疗结果

本组 2391 例，治愈 1560 例，有效 515 例，总有效率为 86.78%，无效 316 例（13.22%），其中死亡 200 例。

2. 疗效与证的关系

（1）温病卫气营血诸证 1899 例中，治愈 1423 例，有效 336 例，有效率为 92.77%。其中卫分 652 例中，治愈 530 例，有效 122 例，全部有效；气分 992 例中，治愈 844 例，有效 137 例，有效率为 98.89%；营分 75 例中，39 例治愈，18 例有效，有效率为 76.00%；血分 177 例中，治愈 10 例，有效 59 例，有效率为 38.90%。此结果表明，卫分和气分的有效率与营分血分的有效率比较，有非常显著的差异（$P < 0.01$）。详见表 4。

表 4　疗效与辨证的关系

	例数	温病辨证				伤寒辨证			脏腑辨证
		卫分	气分	营分	血分	太阳	少阳	阳明	
治愈	1560	530	844	39	10	25	78	11	23
有效	515	122	137	18	59	8	43	3	125
无效	116	–	11	15	25	–	2	–	63
死亡	200	–	–	3	83	–	–	–	114
合计	2391	652	992	75	177	33	123	14	325

（2）属伤寒三阳证的 170 例，治愈 114 例，有效 54 例，有效率为 98.82%。其中太阳证 33 例，治愈 25 例，有效 8 例，全部有效；少阳证 123 例，治愈 78 例，有效 43 例，有效率为 98.37%；阳明证 14 例，治愈 11 例，有效 3 例，全部有效。三者疗效无明显差异。

（3）属脏腑辨证的 325 例中，治愈 23 例，有效 125 例，有效率为 45.54%。

3. 疗效与病位的关系

呼吸道感染 1285 例中，927 例治愈，253 例有效，有效率为 91.33%；消化道感染 323 例中，263 例治愈，36 例有效，有效率为 92.57%；泌尿道感染 348 例中，260 例治愈，58 例有效，有效率为 91.83%。三者的治愈率，有效率比较均无明显差异（$P > 0.05$）。而其他部位感染的 435 例中，治愈 111 例，有效 168 例，有效率 66.44%，较前述三者的疗效为低（$P < 0.01$）。

4. 疗效与感染的关系

"毒感" 365 例中治愈 332 例，有效 17 例，有效率为 95.62%；"菌感" 1685 例中治愈 1185 例，有效 363 例，有效率为 91.87%。两者有效率比率比较，差异显著（$P < 0.05$）。"继感" 341 例中，治愈 43 例，有

效 135 例，有效率为 52.20%。"毒感"及"菌感"的治愈率和有效率，均非常明显高于"继感"（$P < 0.01$）。

5. 疗效与传变的关系

未传的 2050 例，无效者 116 例（5.66%）；逆传的 341 例，无效者 200 例（58.65%）。两者比较，差异非常显著（$P < 0.01$）。

6. 疗效与治法的关系

专用中药治疗的 1650 例中，无效的 237 例（14.36%）；加用抗生素的 741 例中，无效 120 例（16.19%）。两者比较看不出明显差异（$P > 0.05$）。

7. 逆传变证治疗分析

341 例逆传变证中，9 例惊证，28 例厥证，59 例闭证均有效；而 285 例脱证，有效者仅 58 例（29.82%）。从收效的 141 例治疗分析，有 72 例系加用西药抢救好转的，另有 69 例系专用中医药治疗收效的。中医药治疗是在清热解毒与凉血活血的基础上，随证配合平肝息风、芳香开窍、益气固脱等治法。其中清热解毒法适用于惊、厥、闭、脱，而益气固脱法则用于厥脱。

8. 疗效与舌象

本组观察结果，舌苔、舌质与疗效高低无明显关系。

三、讨论

温病学说的发展和形成，系以《内经》《伤寒论》为基础，在漫长的历史过程中，经过历代医家的不断认识和总结提高，至清才臻于完善，形成独立的理论体系。特别是叶天士的《外感温热篇》，不但系统地阐明了温病的发生发展规律及其与伤寒的区别，发展了温病的诊断方法，而且创立卫气营血作为温病辨证的理论依据和纲领，制订了温病发展过程中各阶段的治则，大大提高了治疗效果，至今还有效地指导临床实践。叶天士创立的温病卫气营血学说，对中医学术的发展，作出了伟大贡献。

用温病卫气营血的理论来指导临床治疗急性传染病的效果，已为中西医所公认。但温病卫气营血诸证是否也可见于内科热病？它的治疗法则是否也适用于内科热病？这是我们今天探讨温病理论和临床证治研究的一个重要课题。从文中分析不难看出，温病卫气营血的四个阶段，在本组不属于急性传染病的一般内科性疾病中，绝大多数病例是能够反映出来的；而且按照温病治则论治，确能收效。因此，探讨温病所包括的疾病范围时，应将这类具有卫气营血诸证的、又不属于急性传染病的感染性疾病，一并列入温热病进行深入研究。换句话说，温病的卫气营血学说，不但适用于传染病，而且也适用于内科热病的非传染性疾病。

下面，根据前述有关资料，拟从内科热病卫气营血的临床特点、临床意义和证治要点等三个方面进行初步分析讨论。

1. 卫气营血在内科热病的临床表现特点

本组观察所见，内科热病卫气营血的临床表现特点有以下四项。

（1）发热一症，贯穿全程

本组病例，无论其在卫、在气、在营、在血，皆以发热为主症。热之浅者为卫，热之盛者为气，入营则灼阴，入血则耗血动血。在卫气者轻，入营血者重。或正衰而热陷，或热盛而上扰，是为逆传。逆传与否，与病势深浅轻重有直接关系。

（2）病原不同，见证有异

本组表1所见，病毒之为病，卫分特多，气分在次，营血最少；"菌感"以气分为多，卫分次之；"继感"之为病，则以脏腑辨证之杂病为冠，次为气分，卫分又次之。此外无论"毒感""菌感""继感"，除多见卫气营血诸证外，尚有7.11%的病例表现为伤寒之三阳证中，而三阳证中，又以少阳证属多见。

（3）病位不同，脏腑有别

本组病例虽以热为主症，但因病位不同，则其病变脏腑兼证亦随之有别。若热犯呼吸道，则肺失宣肃，必见咳喘、咳吐痰液；热轻则痰稀薄，热重则痰稠浓。热侵消化道，则胃肠失和，出现恶心呕吐，腹痛泄泻；热蕴胆腑则腹痛时作，呕恶纳减；热滞大肠，则里急后重，便带脓血。若热袭肾与膀胱，则腰痛尿频，小便失利，或见浮肿，或见血尿，或见癫闭。

（4）逆传变证、始于气分

本组之卫气营血诸证，辨证属于热浅病轻之卫分者 625 例，无一例逆传；而热盛之气分，则开始出现逆传，热入营血之后，逆传尤多（表2）这从内科热病的侧面，反映了卫气营血的某些传变规律。此一结果似与"温邪上受，首先犯肺，逆传心包"不尽相同。

2. 卫气营血辨证在内科热病的临床意义

从本组病例分析所见，卫气营血辨证运用于内科热病，其主要临床意义可概为区别病程，辨别病位；辨舌推病，有助诊疗；概括证型，决定治则等三点。

（1）区别病程，辨别病位

由于卫气营血本身就是直接反映温病发生过程中病之深浅、病势轻重的四个阶段，所以其对热病的临床意义要比内科脏腑辨证的实用价值重大得多。而审病情病势的深浅轻重，主要是细察发热主证之变化，弄清热在卫在气或入营入血，即可区别病程。在此基础上再辨脏腑兼证的特点，即可辨明病位。如主证为壮热烦渴，脉洪数，苔黄厚，兼证为咳喘吐脓血痰，即可辨明病位在肺，病程在气分。

（2）辨舌审证，有助诊疗

分辨舌象以审热之深浅，病之轻重，以供立法选方用药之参考，这是温病学家都一致强调的经验。本组舌象分析结果，病理舌苔占73.36%，病理舌质占 80.04%，这些病理舌象既能间接反映病程、病位，又与血红蛋白之低下与否，血钾、血钠是否不足等有一定内在联系。其中黄腻苔，红绛和淡胖舌质的比例高低，都有一定病理基础。如以红绛舌为例，从本组观察多见于温病卫气营血诸证，且热度越高，红绛质也越多见；而淡胖舌质则多见于脏腑辨证组，可能与正气虚弱或血钾、血钠低下有关。这就为我们中西医结合的辨证和治疗提供了有益的参考。

（3）概括证型，决定治则

卫气营血乃热病证型的客观概括，而发热则为其共有主症，因此必须根据发热的特点，结合其他四诊资料，辨其属卫、属气、属营、属血，切忌不详辨证，舍本逐末，弃病机于不顾，专以退热消炎为能事。在临床上，应按以下特点，抓住主症，辨别证型，决定治则。即卫分特点为发热恶风，治宜辛凉解表；气分特点为壮热烦渴，治宜清热生津；营分特点为发热夜盛，治宜清营透热；血分特点为高热出血，治宜清热凉血。

3. 卫气营血辨证运用于内科热病的证治要点

由于我科收治的病例，多属内科杂病，对温病卫气营血的证治探讨，近年才有所重视，着手吸取教益，探索规律，所以体会尚不深刻。我们觉得，以下两点比较重要。

（1）掌握时机，杜其逆传

从上讨论可知，逆传变证始于气分。因此，能否杜其逆传，关键在于是否把住气分关。由于气分的特点的高热毒盛，故消热解毒法就应作为这个阶段的治疗要点；而不论其证在卫、在气、在营、在血，热毒不除，病终不愈，故清热解毒法还须贯穿于卫气营血各阶段之始终，只是在法度上有所不同，卫分宜清宣，气分宜清解，营分宜清透，血分宜清滋。若气分失治或病邪太盛，邪热内陷，则可出现一系列逆传之惊、厥、闭、脱等变证。此时当遵急则治其标的原则，或清热镇惊，或清营开闭，或回阳救逆，或益气固脱。此外，保持水电解质平衡，提高机体抗病功能等，对防止病情逆传都有重要作用。

观察病势是否逆传，除有躁扰不宁、谵语神昏、抽搐、吐血、衄血等心营证候外，还必须警惕体温骤升骤降、大汗淋漓、面色苍白、呼吸迫促、唇面发绀、血压下降、脉微欲绝等，这些可能为热陷逆传的先兆，应密切观察，采取有效措施，积极进行抢救治疗。

（2）改进剂型，提高疗效

本组专用中药治疗的 1650 例，与加用西药治疗的 741 例疗效比较，两者未见明显差异，说明中医药对卫气营血及其逆传变证绝大多数疗效较好。不过本组加用西药的治疗病例，部分是中药治疗后效果不显的病例；部分是来势凶猛，煎药不及，或不能口服药物的病例。因此，要进一步提高疗效，除了注意辨证外，改进剂型也是十分重要的。

我们的实践体会，对内科热病专用中医药治疗，只要把住气分关，是多能奏效的。但对重症营血分病例，则必须大力改进剂型，才有可能提高疗效和防止逆传。目前我们正着手研制一批供静脉滴注的清气解热针和生脉固脱针，有的已取得初步效果。例如抢休克的生脉针，多在给药 15 分钟至 4 小时内收到升压稳压的良好反应，远较口服汤药为佳。因此，我们认为，对内科热病的治疗，必须要有一整套退热、救逆、开闭、醒脑、镇惊、保津的针剂，这样必将能够大大提高卫气营血危急重症的抢救治疗效果。

小结

本文总结分析了重庆市中医研究所内科 1963—1978 年，体温在 37.5℃以上的感染性疾病共 93 个病种，2391 个病例，其中非传染性感染性疾病 1231 例。分析结果表明，这类病例的临床表现，多与温病卫气营血证候、病理变化一致，按此论治效果亦好。从大量临床资料比较提示，本组所见的卫气营血诸证确具有其独特的临床规律。

本文还对卫气营血辨证在内科热病的临床特点、临床意义、证治要点等三个问题，进行了初步分析讨论。（本文病例登记统计，蒙我科米要平、汪萍、余楠、陈彦、杨萍英等同志协助，特此致谢）

【作者简介】

郑新（1925—2021），男，河南郏县人，重庆市中医院主任医师，第二届国医大师，全国第三批老中医药专家学术经验继承工作指导老师，重庆市首席医学专家。1947 年考入河南大学医学院学习西医，后参加解放军投身革命，1954 年至四川医学院医疗系继续未竟学业，毕业后到重庆市第九人民医院、重庆市第一护校工作。1958—1961 年参加重庆市第二届西学中班学习，毕业后一直在重庆市中医院从事临床工作。从 1962 年起，师从重庆名医唐阳春。曾任河南省仲景国医大学名誉教授，成都中医药大学兼职教授，贵阳中医学院研究生指导老师。曾荣获四川省及重庆市科技成果奖，中华中医药学会终身成就奖，全国中医药杰出贡献奖。

杜树明（1937—2011），男，贵州省人，重庆市中医研究所主任医师，1962年毕业于成都中医学院中医专业，曾任重庆市中医管理局副局长，国家中医药管理局医政司南热急症协作组组长，国家中医药科学技术评审委员会委员，国家中医药管理局急症专题学术评审委员会委员，中华中医内科学会委员，四川省中医学会常务理事，四川省中医药科学技术评审委员会委员，享受国务院政府特殊津贴，长期从事温热疾病的研究，主持多项温病学临床研究。

田令群（1930—2008），男，四川渠县人，主任中医师，为全国第二批名老中医专家学术经验继承工作指导老师。自幼受岐黄医术之熏陶，熟读医典，饱读经书，深得医学之要旨。1957年毕业于北京医学院医疗系，1963—1965年就读于成都中医学院西医离职中医班。曾任中华全国中医学会内科学会首届委员，《四川中医》《实用中医药杂志》编委等职。

徐世莲（1938—），女，汉族，重庆人，重庆市中医研究所内科副主任，1963年重庆医学院儿科专业毕业。

以清热解毒法为主治疗几种急性感染性疾病的疗效观察

◎ 郑新

温病是急性感染性热病的总称。温病学是急性感染性疾病的生理病理、临床病证和防治经验的理论概括，是指导我国劳动人民几千年来与急性感染性疾病作斗争的有效理论和实践经验。因此，运用现代科学的方法，加强对温病理论的研究，阐明其原理，弄清其本质，可加快中西医在这一理论上融会贯通的步伐，对创立我国独特的新温病学，具有非常重要的现实意义。自 1964 年 7 月至 1977 年 10 月，我们从临床入手，对使用清热解毒法进行治疗的几种急性感染性疾病的临床疗效进行观察。共治疗 122 例，取得了较好的效果，现报道于后。

一、病例选择

凡具有发热症状的急性上呼吸道炎、急性气管炎、急性扁桃体炎、传染性单核细胞增多症、大叶性肺炎、急性菌痢、丹毒等皆为观察对象。

二、治疗方法

采取辨病与辨证相结合的方法进行治疗。

（一）辨病组

凡具有发热症状的上述病种皆以蚤休汤治疗，方由重楼五钱至一两，大青叶、败酱草、千里光、鱼腥草、葎草各一至二两，甘草四钱组成。以汤剂内服，或制成 1∶1 浓度的合剂，或冲剂内服。

（二）肺炎辨证论治组

1. 热毒炽烈型

（1）蚤休汤（方见上）：治疗三十七例。

（2）肺炎清解汤：连翘、玄参各一两，柴胡、黄芩、瓜蒌各八钱，麦冬、山豆根各五钱，薄荷、浙贝母各三钱。

（3）五味消毒饮加大青叶、鱼腥草、车前草各一两，水黄连、桑白皮各五钱。

（4）退热汤：忍冬藤、柴胡、黄芩、大青叶、贯众、苇茎、枇杷叶各一两，水黄连五钱。

（5）九节风三两。

2. 热毒兼喘型

（1）麻杏石甘汤加连翘、瓜蒌各八钱，鱼腥草二两，浙贝母四钱。

（2）三黄石膏汤。

（3）小柴胡汤合陷胸汤加冬瓜仁、苇茎各一两。

3. 痰热壅盛型

苇茎汤加黄芩、连翘、忍冬藤、瓜蒌各八钱，黄连、京半夏各四钱。

4. 热毒耗伤气阴型

竹叶石膏汤合黄连解毒汤。

5. 热毒夹湿型

甘露消毒丹加苇茎一两。

6. 上述方药外酌加

（1）柴胡针，或穿心莲针，或鱼腥草针4毫升肌注，4或6小时一次。

（2）高热心烦加人工牛黄粉三分、或安宫牛黄丸一粒，日2～3次。

（3）低血压加人参针2毫升肌注，4或6小时一次，亦可每次4毫升静滴。

给药方法：高热时汤剂每天两剂，或蚤休合剂40毫升，或蚤休冲服剂一两，4或6小时一次，热退后减为日3次，至症状消失为止。

三、主要临床资料

1. 体温

37～38℃共22例，38～39℃共48例，39～40℃共40例，体温＞40℃共12例。

2. 白细胞总数

5000～10000/mm^{3}共27例，10500～15000/mm^{3}共55例，15500～30000/mm^{3}共33例。

3. 肺部病变

节段性69例，大叶性6例。

四、疗效分析

1. 疗效标准

上呼吸道炎以热退为痊愈,五日不退热为无效。急性扁桃体炎、急性气管炎、传染性单核细胞增多症、丹毒、大叶性肺炎、急性菌痢等,以症状、病理体征消失,血象正常为痊愈。肺炎以肺部病变完全吸收为痊愈,大部分吸收为好转。菌痢以粪检正常,大便每日五次以下为痊愈,五次以上为好转,粪检不正常为无效。

2. 治疗结果

表1　治疗结果

病名	疗效(例)			
	痊愈	好转	无效	总数
上呼吸道炎	22	0	0	22
急性扁桃体炎	14	0	0	14
急性气管炎	3	0	0	3
传染性单核细胞增多症	2	0	0	2
大叶性肺炎	50	25	0	75
丹毒	1	0	0	1
急性菌痢	3	1	1	5
合计	95	26	1	122

3. 肺炎各方疗效比较

表2　肺炎各方疗效比较

方名	治疗例数(例)	平均正常天数(天)		
		体温下降	白细胞总数正常	肺部病变吸收
蚤休汤、合、冲剂	37	2.9	8.2	12.8
肺炎清解汤与麻杏石甘汤加味等方	38	3.5	6.5	13.5

五、体会

1. 温病以发热为主症

温病临床以发热为主症，不发热的便不能称之为温病。上述七种急性感染性疾病均有发热症状，皆可归于温病范畴。病因为温热病邪，其易于化燥、化热、化火、伤阴。根据中医学"异病同治"的原则，使用以清热解毒药为主的蚤休汤进行治疗的病例，多在 1～2 天内退热，4 天以上退热的较少，说明蚤休汤具有较为广泛的抗感染、退热作用。

2. 把握气分关

肺炎具备温热病的发病特点，即传变快，易引起阴竭动风、逆传心包或阳脱厥逆等危险变证。现代医学认为：肺炎并发周围循环衰竭，发生中毒性休克的不少。最近北京朝阳医院内科报道 113 例感染性休克患者中，肺炎占 69 例，其中死亡 12 例，占 17.4%；北京医学院附属人民医院内科报道 188 例感染性休克患者中，肺炎占 70.7%。因此探讨治疗肺炎的有效方法，把握气分关，运用清热解毒法治疗本病，实有非常重要的意义。

（1）有可能防止邪热深入营血。运用上述法则治疗 75 例肺炎均退热较快，随之其他症状亦很快好转，未见有明显的营血分症状。因此，把握气分关是防止邪传营血的关键，而退热又是把好气分关的主要标志。

（2）具有预防伤阴、间接养阴、防止变证的作用。"泻热存阴"和"泻阳之有余即所以补阴之不足"就是这个意思。清热解毒，去其热源，则阴自然不受损伤，阴竭动风的变证也就可能避免。

（3）可以阻止血热妄行，伤络动血、出血。我们在治疗肺炎患者中，遇到了 17 例痰血、咯血、衄血患者，只予清热解毒药物而未加止血药，出血自止，似可说明热源被清是血止的主要原因。

（4）对 3 例休克型肺炎患者，坚持清热解毒与益气生津的人参针并用，使血压在两天内恢复正常。随之体温下降，症状好转，说明益气生津的人参针有加强清热解毒的作用。

3. 改革剂型、改变给药途径，有可能提高治疗温病的疗效

我们把蚤休汤剂改为合剂、冲服剂，疗效不减，退热由 3.5 天减为 2.5 天，且方便群众，节约人力、物力。对于重症不能口服的患者，如将红参改作针剂、肌肉或静脉注射，益气升压，较之口服作用既快，又可大大节约药量。

4. 警惕变证问题

温热病邪传入营血的见证是：斑疹显现、躁扰不宁，甚至谵语昏狂、抽搐，或见吐血、衄血、尿血，舌质深绛。病深且重是为危候，必须警惕。但就肺炎而论，只见吐血、衄血并非邪入营血的重要见证。从 17 例痰血、咯血、衄血和 3 例休克型肺炎案例中，我们体会到体温骤升、骤降，大汗淋漓，面色苍白，呼吸迫促，唇面发绀，躁扰不宁，血压过低，脉搏细微、结代欲绝等，均可能为热毒陷入营血的先兆。此时应特别警惕，密切观察患者，采取积极有效的措施，以免抢救不及时，发生变证。

专用清热解毒和益气养阴法治疗感染性休克的初步探讨

◎ 杜树明　田令群　徐世莲　郑新　汪平

感染性休克，近似中医的厥证和脱证，近年来我们在临床实践中，逐渐体会到此病系因邪毒内陷，伤阴耗气，发展为阴阳不相顺接之变证。其热乃由毒而生，其变乃由毒而起，基于这种认识，专用清热解毒和益气养阴法（未用抗生素及作用于血管的西药）治疗感染性休克 22 例，结果除 2 例无效外，均获较好升压、稳压和改善全身循环衰竭的临床效果。其中 11 例经改进中药剂型并静脉给药效果尤为满意。现将治疗观察结果作如下分析讨论。

一、临床资料

本组材料选自我所 1965—1979 年住院确诊为感染性休克，且均系单纯专用中医药治疗的病例。

1. 性别

本组 22 例中男 12 例、女 10 例。

2. 年龄

年龄最大 76 岁，最小 14 岁，60 岁以上者占 10 例。

3. 病情

重型（收缩压 0 ～ 40mmHg）5 例，中型（收缩压 40 ～ 60mmHg）7 例，轻型（收缩压 60 ～ 80mmHg）10 例。

4. 脉搏压

小于 20mmHg 者 18 例，大于 20mmHg 者 4 例。

5. 休克指数

0.5 者 4 例，0.5 ～ 1 者 8 例，1 者 10 例。（休克指数＝脉率 / 收缩压。指数为 0.5 表示血容量正常，如指数为 1 表示大约失去 20% ～ 30% 的血容量，指数大于 1 表示失去 30% ～ 50% 的血容量，作为是否扩容和补液多少的临床参考指标。）

6. 中医辨证分型

阴脱 12 例，阳脱 8 例，阴阳俱脱 2 例。

二、诊断标准

1. 收缩压 < 80mmHg，原有高血压，血压较原来下降 20% 以上，脉搏压低于 20mmHg。

2. 神志改变：表情淡漠、嗜睡、烦躁、谵妄、抽搐、昏迷者。

3. 皮肤色泽及温度改变：皮肤苍白湿润，四肢厥冷、发绀，皮肤发花或现瘀点、瘀斑等。

4. 尿量明显减少，每小时 < 30 毫升者。

三、治疗方法

1973 年以前，采用口服清热解毒方剂，如肺炎清解汤、五味消毒饮合黄连解毒汤或加服人参煎剂者 4 例，口服方药加人参针等益气固脱药 7 例。1974—1980 年改革剂型，采用静脉滴注的解毒针剂，即解毒清气注射液（药物组成：虎杖、肿节风、败酱草、鱼腥草），按我所制剂操作规程制成 1∶15 注射液，每日 400 毫升。加用静脉注射益气养阴固脱针剂，即参麦针（药物组成：红参、麦冬），按我所制剂规程制成 10% 注射液，每次静注 10～20 毫升。视病情需要，可连续使用，计 11 例（均按常规用生理盐水或等渗葡萄糖溶液补液）。个别病例，更加入我所研制中草药大输液剂型，养阴针或增液针（方药组成：玄参、麦冬、生地黄），按我所大输液制剂规程，制成每次用量 1000 毫升、每日用量 2500 毫升的大输液制剂。

四、疗效标准

优：用药后血压回升，24 小时稳定，症状体征消失。

良：用药后血压回升，48 小时稳定，症状体征消失。

差：用药后血压回升，＞ 48 小时血压稳定、症状体征消失，或血压不稳定、症状体征改善不大或死亡者。

五、治疗结果

22 例感染性休克病例，经单纯中医药对抗治疗，有效者（优良）20 例，失效（差）2 例，均系并发心力衰竭，抢救无效。有效 20 例中，属于优者 15 例，属于良者 5 例。

1. 疗效与各因素的关系

（1）休克程度与疗效的关系

22 例感染性休克病例中：

轻型 10 例，优者 8 例，良者 2 例。

中型 7 例，优者 4 例，良者 3 例。

重型 5 例，优者 3 例，差者 2 例。

可见轻、中型疗效较好，重型次之。

（2）不同给药途经与疗效的关系

4 例口服药：皆为轻型，属于优者 1 例，良者 3 例。

7 例口服药＋肌肉注射：轻型 4 例、中型 2 例、重型 1 例，属于优者 4 例、良者 2 例、差者 1 例。

11 例静脉给药：轻型 2 例、中型 5 例、重型 4 例，属于优者 9 例、良者 1 例、差者 1 例。

可见不同给药途径与疗效之间，似存在一定差异（因病例较少不便统计处理），静脉给药的疗效优良者较多。

（3）扩容与疗效的关系

以休克指数作为扩容与否的参考，经纠正休克前 2 小时静脉给液量 1000 毫升以下者，作未扩容统计。

未扩容的 11 例，属轻中型 9 例，重型 2 例，取得优者 7 例，良者 4 例。

扩容的 11 例，属中、重型占 5 例，轻中型 6 例，取得优者 5 例，良者 4 例，差者 2 例。

提示：轻中型休克，一般未达到扩容的治疗，休息也可以得以纠正，但对于重度休克病例似应扩容为好。

2. 同期中西药治疗休克的对照

同期西药组（使用抗生素、扩容纠酸、血管活性药物）有 39 例。

轻型 21 例，取得疗效优者 7 例、良者 3 例、差者 11 例；

中型 9 例，取得疗效优者 4 例、良者 2 例、差者 3 例；

重型 9 例，取得疗效优者 3 例，良者 1 例、差者 5 例。

表 1　中西药治疗休克疗效对照表

分级	优			良			差		
分型	轻	中	重	轻	中	重	轻	中	重
本组	8	4	3	2	3	0	0	0	2
对照	7	4	3	3	2	1	11	3	5

经统计学处理，$P < 0.05$。

六、讨论

1. 解毒在临床对抗休克中具有重要作用

感染性休克的发病机理为邪毒内陷、伤阴耗气所致的阴阳不相顺接，针对邪毒致热、致厥而制定的解毒防变治则，在治疗休克过程中，是应该收到预期的良好效果的。不少实验报告和临床实践亦表现出以清热解毒为主的治则，在治疗休克上收效较为满意，这就为由单纯的抗菌观点改变为清热解毒防变的认识，奠定了临床基础。

我所上述临床实践亦提示：突出解毒，重在清解。在治疗感染性疾病所致的中毒性休克上，疗效确能有所提高，因为邪毒不去，热则不退，气阴不复，休克何得纠正？不少实验也证明：大凡泻火、凉血、攻下、养阴益气之剂，均有不同程度的解毒、清热、固脱功能。其中解毒在温病治疗中更具有重要意义。毒去热方清，毒去脱方固，这是因为热从毒生，脱从毒来之故。

本着这一认识，我所研制的解毒清气注射液，近两年来应用于多种感染性疾病，收到了初步良好的疗效，特别是配伍养阴、益气、解毒的参麦针（注：应用于抢救休克患者，收效较好），这绝非偶然，正是出于临床实践的结果。

2. 革新剂型、探索新制剂是提高中医药治疗休克疗效的有效途径

中医药能否治疗休克这样的内科急症，虽然有不少报告作了肯定的回答，但并不能说明中医药治疗休克的问题已得到满意的解决。事实上，由于目前中医药的给药途径还是以口服为主，大大地限制了中医药进一步发挥它的效能。比如本组中所列的部分病例，虽然通过口服方药得以改善，但4例均为轻型，无一例为中、重型休克。因此为了提高中医药治疗休克的有效性，改革剂型、改变给药途径、探索新的有效制剂，势在必行。

七、体会

我们的初步体会：如能研制出一套重复有效的清热解毒、养阴增液、益气复脉的新型静滴剂，将进一步提高中医药治疗休克的临床疗效。其中养阴增液的中药大型输液，清热解毒的注射剂和益气固脱的注射剂（抗休克三大针剂）均属必要。如能大量生产，保证临床，则中药治疗休克这样一类重症的疗效就会明显提高。

以中医药为主治疗小儿温病的临床研究

◎ 孟秀芳 王贤俊

近四年来我院中医科与小儿内科协作，对小儿温病进行临床分型及治疗观察共 724 例。其中，在门诊单纯用中药治疗急性上呼吸道感染 194 例；在病房收治小儿肺炎 530 例，用西药治疗者 195 例，以中医药为主治疗者 335 例。按温病卫气营血进行分型，肺炎诊断结合 1976 年全国中西医结合会统一分型标准、疗效判断标准。总体疗效比较满意，现分述如下。

一、小儿急性上呼吸道感染 194 例

从 1976 年 8 月至 1979 年 9 月，我科先后搜集了 194 例小儿上呼吸道感染的病例资料。根据《内经》"先夏至日者为病温，后夏至日者为病暑"之论述，从发病季节看多属暑温。西医临床诊断多为病毒性上呼吸道感染。全部病例以高热为主，体温均在 38℃以上，39℃以上占 76.2%。临床共同特点有：发热或有恶寒，口渴，舌质红，脉数或指纹紫。化验检查血白细胞总数多在 7000/mm³ 以下。限于条件未作病原学

科研求索

分析。本组病例全部在门诊单纯用中药汤剂治疗，总有效率98.5%。

临床分型及治疗：本组病例均属卫气同病，临床又根据热重、湿重、湿热并重之不同分型论治，分别用方Ⅰ、方Ⅱ，恢复期用方Ⅲ，体温40℃以上或素有高热惊厥史患儿加羚羊角粉，呕吐加竹茹、藿香。

疗效观察：治疗标准为体温稳定降至37℃以下。

方Ⅰ：金银花、连翘、生石膏、黄芩、大青叶、芦根、葛根、竹叶、甘草；

方Ⅱ：金银花、连翘、香薷、扁豆、草豆蔻、薏苡仁、滑石、荷叶、甘草；

方Ⅲ：竹叶、生石膏、麦冬、沙参、地骨皮、麦芽、甘草。

（一）1976年8月至9月，治疗"小儿暑温"13例

1. 病程

2～8天，平均4.3天。

2. 治疗结果

均于服药后1～5天退热，平均退热时间3天，全部治愈。

（二）1977年3月至10月，治疗小儿温病80例

1. 病程

1～2天46例，占57.2%；3～4天22例，占27.5%。1～4天者占85%。

2. 治疗结果

80例患儿体温均退至正常，平均退热时间为1.96天。

（1）热重型77例

治愈时间：1天22例，2天46例；3～5天9例。

（2）湿重型2例

治愈时间：2天1例，4天1例。

（3）湿热并重型1例

治愈时间：3天。

（三）1979 年 4 月至 9 月，治疗小儿温病 101 例

1. 病程

1～2 天 43 例，占 42%；3～4 天 33 例，共占 75%；5～7 天 25 人，占 25%。

2. 治疗方法

（1）热重型

用清气解热冲剂（金银花、连翘、知母、生石膏、大青叶、黄芩、甘草），每袋相当于原生药 60 克。

（2）湿热并重型

用清热解毒冲剂（金银花、黄连、蒲公英、野菊花、紫花地丁、栀子、黄芩），每袋相当于原生药 50 克。

均每日三次，温开水冲服。每次剂量：3～6 月 1/5 包，7～12 月 1/4 包，1～3 岁 1/3 包，4～6 岁 1/2 包，7 岁以上 1 包。

3. 治疗结果

（1）热重型 55 例

平均退热时间 1.41 天，有效率 98.2%。

退热时间：1 天 26 例，2 天 25 例，占 92.7%；3～4 天 3 例，无效 1 例，占 1.8%。

（2）湿热并重型 46 例

平均退热时间 1.81 天，有效率 95.65%。

退热时间：1 天 19 例，2 天 16 例，占 76%；3～4 天 9 例，无效 2 例，占 4.3%。

二、小儿肺炎 335 例

1977 年 4 月至 1979 年 3 月，我院肺炎科研组共收治小儿肺炎 530 例，其中坚持以中医药为主治疗的共 335 例。半数左右病例为病毒分离或双份血清腺病毒抗体阳性者，且腺病毒中以 3 型为多。335 例肺炎中，有按 1976 年北京全国中西医结合防治小儿肺炎会拟定的辨证分型论治；有以辨病论治为主，结合辨证进行加减用药者；有辨病论治，纯用中成药而不加减者。治疗结果，疗效均无显著差异。

（一）1977年治疗婴幼儿肺炎75例

临床分为风热闭肺（卫）、风寒闭肺（卫）、痰热闭肺（气）、热毒炽盛（气营或营血）、正虚邪恋（恢复期）五型。前四型分别用：肺Ⅰ号、肺Ⅱ号、肺Ⅲ号、肺Ⅳ号。恢复期：肺阴虚用养阴清肺汤加减，脾阳虚用六君子汤加减治疗。

肺Ⅰ号：麻黄、杏仁、生石膏、桑叶、芦根、黄芩、甘草。

肺Ⅱ号：射干、麻黄、细辛、五味子、制半夏、紫菀、款冬花、杏仁。

肺Ⅲ号：麻黄、杏仁、生石膏、黄芩、栀子、桑白皮、鱼腥草。

肺Ⅳ号：麻黄、杏仁、生石膏、黄芩、黄连、栀子、连翘、生地黄、麦冬、甘草。

观察结果：以风热闭肺为多见，占半数以上。75例患者按随机抽样，分中西医结合组及中药组。中西医结合组50例（除用中药辨证治疗外，同时用抗生素），治愈39例，治愈率78%，基本治愈7例，好转4例，有效率100%。中药组25例，治愈18例，治愈率72%，基本治愈7例，有效率100%。两组疗效相近。

（二）1977年7月至1978年5月，以中药为主治疗小儿肺炎137例

治法是以辨病论治为主，抓住疾病的共性，以清热解毒、宣肺平喘为主要治则，拟定基础方。疾病的初期，用麻杏石甘汤加味，恢复期用泻白散加减治疗，均为口服煎剂。

麻杏石甘汤加味：麻黄、杏仁、生石膏、黄芩、桃仁、鱼腥草、甘草。

泻白散加减：桑白皮、地骨皮、桔梗、枳壳、怀山药、甘草。

再结合辨证加减，如兼血分证，加赤芍、丹参活血化瘀；气虚邪实者，加生脉针静注或红参口服；风寒闭肺者，去石膏，加紫苏子、细辛；心阳虚衰加生脉针及"毒K"（毒毛花苷K）等强心药。

治疗结果：137例中，有效126例，无效11例，有效率92%；平均退热时间 4.9 天，咳嗽消失 7.7 天，肺部体征消失 5.1 天。

（三）1978 年 12 月至 1979 年 3 月，以中药为主收治腺病毒肺炎 123 例

西医诊断分为轻型和重型。随机抽样，分别用清热解毒冲剂（组成及出厂同前）口服，5% 炎宁（穿心莲–乙基琥珀酸酯）注射液 10 毫克 / 千克 / 日肌注，分二次治疗。重症加用生脉针静推 2 ～ 4 毫升 / 次，日二次，配合西医对症及支持疗法。此外，在清热解毒冲剂组中，有 30 例曾在服药前后做过免疫对照，经统计学处理无显著差异。

治疗结果：清热解毒冲剂组 83 例，治愈 78 例，治愈率 94%，基本治愈 1 例，无效 4 例，有效率 95.2%；炎宁组 40 例，治愈 31 例，无效 9 例，治愈率 77.5%。两组 123 例，共治愈 109 例，基本治愈 1 例，无效 3 例，总治愈率 88.6%，总有效率 89.4%。

三、体会

1. 四年来通过观察 529 例小儿温病的中医临床疗效，我们体会到温病确是感受四时不同温热病毒所引起的多种急性热病的总称，是儿科的常见病、多发病。它们的临床共同特点是多发病急速，初起即见热象偏盛，而且易于化燥伤阴。因此在证候方面，初起即见热象偏盛而有口渴。由于小儿"稚阳未充，稚阴未长"，小儿温病的特点多是"感而即发"，且传变迅速。又由于小儿脏腑薄，藩篱疏，"温邪上受，首先犯肺"（叶天士），肺主气，开窍于鼻，外合皮毛，上呼吸道感染、肺炎才为小儿的常见病和多发病，必须积极有效防治。

2. 根据张凤逵《伤暑全书》中"暑病首用辛凉，继用甘寒"的治疗原则，我们对 194 例急性上呼吸道感染进行辨证，多为暑温，邪在卫气，选用"银翘白虎汤"为主方加减治疗，确有肯定疗效。并对体温在 40℃以上或素有高热惊厥史的 40 例患儿，加用羚羊角粉，经随访在患病期无一例发生惊厥，说明羚羊角粉确有清热解毒、清肝息风之良效。

3. 对小儿肺炎，本文采用了辨证论治、辨病论治两种方法，用不同方药及中成药治疗，屡获良效。剖析不同方药及成药，均有清热解毒之功。因此，我们认为小儿肺炎的发生，虽风邪外束，内有伏热，而"热毒"为其本，热毒得以清解，肺气亦恢复正常宣降，而达治疗效果。

4. 治疗重症肺炎，当立扶正祛邪之法，使之扶正而不留邪，祛邪而不伤正。治疗重肺炎中，早期加用生脉针或口服红参，症状缓解比不加者快，且有防治心功能不全发生的作用。

5. 用清热解毒冲剂治疗病毒性肺炎 83 例中，有 30 例服药前后做了免疫对照，经统计学处理无显著差异。说明清热解毒冲剂可能没有提高机体特异性免疫能力的功效。但临床观察有抑菌和抑病毒的作用，可能是通过调动内因、提高机体非特异性免疫功能而达成的。

小儿温病 80 例临床疗效观察

◎ 重庆医学院儿科医院中医科

我院自 1980 年 10 月至 1981 年 4 月，用中西两法治疗小儿温病 80 例，其中单纯用中药治疗 50 例，西药治疗 30 例，取得了一定效果。现报道如下。

一、临床资料

1. 性别、年龄

男性 43 例，女性 37 例。5 个月至 1 岁共 21 例，1 岁至 3 岁 45 例，3 岁以上 14 例。年龄最小 5 个月，最大 9 岁，3 岁以下占 82%，故以治疗婴幼儿温病为主。

2. 收治标准

以高热、舌红、苔黄为主，兼有发热、不恶寒、心烦口渴、咳嗽喘促、脉洪大或指纹青紫等气分证特征者为治疗对象（小儿肺炎为主）。

3. 中医分型

卫气：咳嗽或喘，口干微渴，舌红，苔薄白或薄黄，脉数或指纹青紫，共 3 例，占 3.75%。

气分：壮热，咳嗽喘促，烦渴喜冷饮，汗多，尿黄，舌红，苔黄，脉洪数，共 72 例，占 90%。

气营：壮热，身热夜甚，咳喘，口渴不甚，心烦不寐，或神昏，舌质红绛，苔黄少或无苔，脉细数，共 5 例，占 6.25%。

4. 西医分型

轻型：体温 38～39.5℃，呼吸 40～60 次/分，咳嗽，气急，肺部有肺炎体征，胸透有炎性改变者，共 55 例，占 70%。

重型：体温在 39.5℃以上，咳喘严重，有重度呼吸困难，肺部体征明显广泛，伴有并发症如贫血、佝偻病、营养不良等，共 12 例，占 15%。

极重型：有肺炎的症状和体征，伴有严重的并发症，如中毒性心肌炎、心力衰竭、脓气胸，或有明显呼吸衰竭、循环衰竭，共 12 例，占 15%。

二、治疗方法

80 例患者中用中药治疗 50 例，西药治疗 30 例。

1. 中药治疗

（1）抗炎一号

药物组成：鱼腥草、虎杖、败酱草、肿节风。

每毫升含生药 1 克。

用法：小儿每日每公斤体重 1～20 毫升，分两次静脉滴注。疗程 3～7 天。

（2）抗炎二号

药物组成：鱼腥草、败酱草、虎杖、肿节风、杏仁、瓜蒌、枇杷叶、桑白皮、甘草。

用法：水煎剂，每日一剂，分三次口服，一般在抗炎一号用 1 个疗程，体温正常、症状改善后，改用抗炎二号口服，以巩固疗效。

2. 西药治疗

一般用青霉素和庆大霉素肌注，严重的用红霉素和庆大霉素静滴。

此外，重症和极重症的病例对症处理，加用氢化可的松，心力衰竭者加用洋地黄制剂，心肌炎加用生脉针、能量合剂，缺氧患儿给氧，贫血者给予少量多次输血。

三、疗效标准

1. 痊愈

临床症状及肺部病理体征消失，胸透肺部炎症阴影完全吸收者。

2. 基本痊愈

临床症状基本消失，肺部体征明显好转，胸透肺部炎症阴影大部分吸收者。

3. 无效

用所选药治疗观察三天，病情未见好转或病情恶化，改用其他方法治愈者。

表 1　卫、气、营阶段病例分布表

	例数	卫气	气分	气营
中医组	50	3（6%）	45（90%）	2（4%）
西医组	30	0	27（90%）	3（10%）

从表 1 可见，中医组在卫气阶段有三例，西医组为零，气分阶段两组病例的百分比相同均为 90%，是病例集中的主要阶段。气营合病阶段，西医组大于中医组，提示西医组病情重的较中医组稍多。

四、疗效观察

中医组 50 例患者中退烧平均日为 2.87 天，其中 36% 在 2 天内退烧。喘憋消失日平均 4.08 天。66% 的肺部啰音于 8 天内消失，患儿住院一般 10 天左右，出院时胸透炎症阴影全部吸收占 88%（一周内全部吸收占 48%）。疗效观察情况见表 2、表 3。

表 2　疗效观察表（一）

	例数	退烧（天）	咳嗽消失（天）	喘憋消失（天）	湿啰音消失（天）	胸透炎症吸收（天）	气转卫（天）
中医组	50	2.87	9.68	4.08	7.05	10.03	5.45
西医组	30	3.17	10.86	6.04	12.70	15.04	7.59

表 3　疗效观察表（二）

	例数	痊愈		基本痊愈		无效		死亡	
		人次	%	人次	%	人次	%	人次	%
中医组	50	35	70	2	4	13	26	0	–
西医组	30	25	83.3	4	13.3	0	–	1	3.3

疗效：根据出院时状况判断。其中一例极重型，入院时为气分证，由于温热病转变迅速，毒热亢盛，邪热入营，引起中毒性肺炎、中毒性脑病、心力衰竭、呼吸衰竭，经抢救无效而死亡。

五、讨论

1. 抗炎一号的疗效在退烧，肺部中细湿啰音的消失、胸透炎症吸收及气转卫等方面的平均日均比西医组短，但经统计学处理中西两组无显著差异。

2. 根据 1980 年全国和省内报道来看，上海第一医学院儿科医院用鱼腥草或白毛夏枯草静滴，穿心莲乙基琥珀酸酯静滴或肌注，青抗（四季青）静滴，野菊花静滴等治疗小儿肺炎 166 例，平均退烧日 4 天，气促消失日 6 天，出院时炎症全部吸收占 60%。四川省人民医院用中药针剂"抗病毒注射液"治疗乳幼儿病毒性肺炎退烧日为 4.1 天，肺部啰音消失为 8.7 天。我院疗效与省内外比较略有提高。

3. 收治患者以具有气分证的小儿肺炎为主，属于温病范畴的急性病，因此在治疗上以清热、解毒、宣肺为主。我院应用中草药针剂抗炎一号治疗，具有清热解毒、活血化瘀、利水消肿的作用。据报道其药理作用对金黄色葡萄球菌、溶血性链球菌、呼吸道病毒均有不同程度的抑制作用。在临床应用中我们体会到抗炎一号对轻型患者疗效较好，对重症患者有一定疗效，但对危重型患者疗效较差。

4. 小儿为稚阳稚阴之体，易虚易实，在清热、解毒、宣肺的同时要注意扶正。我们对重症体弱的患儿应用红参，或少量多次输血，对心力衰竭和中毒性心肌炎患儿加用生脉针，皆能促进症状的改善和病情的恢复。有部分小儿肺炎患儿合并腹泻，这是因为小儿脾胃薄弱，在六淫之邪侵袭肺卫的同时，也导致脾胃运化功能失常而致腹泻，在治疗肺热的同时要兼治脾胃。在恢复期患儿体质弱，脾胃功能减弱，食欲不振，当养阴益胃健脾，以增强抵抗力，巩固疗效。

重庆地区乳幼儿病毒性肺炎中西医分型与治疗

◎ 重庆医学院儿科医院病毒性肺炎组

肺炎为乳幼儿期常见病、多发病，病毒性肺炎有较高的发病率。本病以冬春二季为多，属中医温病的范畴。我院于 1977 年 7 月—1978 年 5 月收治乳幼儿期临床确诊病毒性肺炎 339 例，进行了病因分析、中西医分型及疗效观察，分别用麻杏石甘汤（甲组），鱼贯合剂（乙组），炎宁注射液（丙组）及抗生素（丁组）观察。各组其他对症和支持疗法相同，除对照外组，一律不用抗生素。现将观察结果分析如下。

一、病因分析

以血清学检查为主要依据，甲组 109 例，乙组 71 例，丙组 59 例，丁组 39 例。双份血清，作腺病毒补体结合试验，腺病毒 3、7、11 型和流感 A 型血凝抑制试验。

四组共采双份血清278例，腺病毒3型、腺病毒补体、流感病毒等任一项阳性者共115例，阳性率为41.4%。115例阳性中，腺病毒3型血凝抑制试验和腺病毒补体结合试验阳性共88例，占总阳性率76.6%，其中腺病毒3型78例，占67.8%。具体情况见表1。

表1　各组血清测定结果表

	腺病毒3型		腺病毒补体		流感病毒A₃		混合病毒		阴性	
	例数	%	例数	%	例数	%	例数	%	例数	%
甲	29	26.6	3	2.8	11	10.0	3	2.8	63	57.8
乙	23	32.4	3	4.2	2	2.8	0	0	43	60.6
丙	16	27.1	4	6.8	2	3.4	0	0	37	62.7
丁	10	25.6	0	0	7	18.0	2	5.1	20	51.3
小计	78	28.0	10	3.6	22	7.8	5	1.8	163	58.6

二、中医分型

1. 风热犯肺型（邪在卫分）

发热，咳嗽，轻度气急，尿黄，便干，舌红，苔黄或白干，脉浮数，指纹紫或青紫。肺部可闻湿啰音，胸透可见炎性改变。此型最为多见，本组共228例，占67.4%。

2. 风寒闭肺型（邪在卫分）

发热不高，喘促气急轻，咳嗽，舌质淡，苔薄白，脉浮紧，指纹红或青紫不明显。肺部有哮鸣音或少许湿啰音，胸透有肺气肿改变。本组共16例，占4.8%。

3. 痰热犯肺型（邪在气分）

高热不退，汗多喘憋，痰鸣气喘，烦躁不安，舌质红，苔白厚或黄腻，脉滑数，指纹紫。有轻度或中度发绀，三凹征阳性，肺部可听到多数密集细小湿啰音，胸透有点片或大块阴影。本组共62例，占18.4%。

4. 热毒炽盛型（邪在气营或营血）

高热不退，痰鸣气促，喘憋烦躁或神情萎靡，舌质红或深红，少苔

科研求索

或见芒刺，脉洪数或细数，指纹紫或青紫。中度发绀，可见三凹征，肺部可闻广泛细湿啰音。本组共 10 例，占 3.0%。

5. 气虚邪实型（多指喘型肺炎，小儿毛细支气管肺炎等）

热不重，发病急，喘重，发绀明显，烦躁不安，不能入睡，面色苍白，舌质淡，尖红，苔薄白，指纹红或紫。本组共 21 例，占 6.4%。具体分型见表 2。

表 2　中医证型分布表

	总例数	风热犯肺		风寒闭肺		痰热犯肺		热毒炽盛		气虚邪实	
		例数	%	例数	%	例数	%	例数	%	例数	%
甲	137	96	70.1	7	5.1	28	20.4	5	3.7	1	0.7
乙	92	65	72.2	1	1.2	9	10.0	3	3.3	12	13.3
丙	68	37	54.4	4	5.9	19	27.9	0	0	8	11.8
丁	42	30	71.4	4	9.5	6	14.3	2	4.8	0	0
小计	339	228	67.4	16	4.8	62	18.4	10	30	21	6.4

三、西医分型

1. 轻型

体温一般在 39.5℃以下，气急、紫绀及全身中毒症状较轻，其他系统（如心血管、神经系统）无明显受累者，共 253 例，占 74.6%。

2. 重型

体温在 39.6℃以上（机体反应差者可无超高热反应），气急、紫绀严重，有明显毒血症状或同时伴有其他系统明显受累者，如心肌炎、心力衰竭、中毒性脑病等，共 86 例，占 25.4%。

从各治疗组中西医分型（见表 2、表 3），可见乳幼儿病毒性肺炎以风热型最多，占 67.4%；风热与风寒两型占 72.2%，与西医轻型 74.6% 相近；痰热、热毒、气虚邪实则多属重型。

表 3　西医分型

	甲		乙		丙		丁		小计	
	例数	%	例数	%	例数	%	例数	%	例数	%
轻型	97	70.9	72	78.2	55	80.8	29	69.0	253	74.6
重型	40	29.1	20	21.8	13	19.2	13	31.0	86	25.4

四、治疗方法

（一）中药治疗

1. 甲组：麻杏石甘汤加味

（1）药物组成

麻黄 3 克，杏仁 9 克，石膏 9 ～ 15 克，黄芩 9 克，生桃仁 6 克，鱼腥草 15 克，甘草 3 克。若汗出而喘，为热壅于肺，生石膏用量五倍于麻黄；若无汗而喘为热闭于肺，生石膏用量二倍于麻黄。

（2）药物加减

风寒闭肺，去石膏加细辛 1.5 克，制半夏 6 克；痰热犯肺，加紫苏子 6 克，瓜蒌 9 克；热毒炽盛，加重楼、苇茎各 15 克；气虚邪实，加生脉针静推，或红参口服。

（3）用量

麻杏石甘汤浓缩成煎剂，1 岁 1 日半剂，1 ～ 3 岁 1 日 1 剂，疗程 6 ～ 7 天。如服用过长，则易腹泻，药停泻即止。

2. 乙组：鱼贯合剂

（1）药物组成

贯众 15 克，鱼腥草 31 克，射干 15 克，虎杖 15 克，赤芍 9 克，青黛 4.5 克，甜黄精 15 克（浓缩成煎剂）。

（2）用量

1 岁 1 日半剂，1 ～ 3 岁 1 日 1 剂，分 2 ～ 3 次服。鱼贯针剂，2 毫升 / 安瓿，每毫升含生药 3 克（雅安制药厂制），1 岁 1 毫升 / 次，肌注，日 2 次，1 ～ 3 岁 2 毫升 / 次，肌注，日 2 次，本组多以针剂治疗，

科研求索

· 147 ·

未发现副作用。

3. 丙组：5% 炎宁注射液（穿心莲 – 乙基琥珀酸酯注射液）

每日每公斤体重 10 毫克计算，分 2 次肌注，尚未发现不良反应。

4. 止咳合剂

咳重者加此方：紫菀 9 克，前胡 6 克，麦冬 9 克，玄参 9 克，杏仁 6 克，川贝母粉 3 克（冲服）。

5. 平喘合剂

喘重者加此方：白前 9 克，葶苈子 6 克，银杏肉 6 克（炒黄），丹参 9 克，桃仁 9 克，杏仁 6 克。

止咳、平喘合剂仅乙、丙两组加用，1 岁 1 日半剂，1 ～ 3 岁 1 日 1 剂。

（二）西药治疗

1. 丁组（抗生素对照组）

多用青霉素并链霉素、庆大霉素，少数用新青、红霉素等。

2. 对症治疗

严重缺氧者输氧，烦躁者加镇静剂，伴有心衰者均加用快速强心剂注射 1 ～ 2 次，喘憋重者加用激素静脉点滴 2 ～ 3 日。

3. 加强护理和全身支持疗法

根据病情要给予静脉输液各种维生素；重症或伴营养不良者给予输血浆或输全血，并用生脉针剂静推（每日 2 次，每次 2 ～ 4 毫升），对改善呼吸循环有良好的作用。

五、疗效判断标准

1. 痊愈

热退，临床症状和肺部体征消失，胸透炎症阴影完全吸收。

2. 基本痊愈

退热，临床症状和体征消失，胸透炎症阴影明显吸收或部分吸收。

3. 无效

各中药治疗组 3 ～ 5 日，病情无好转或反加重，改用抗生素治疗者。

六、结果

甲、乙、丙、丁各组平均退热天数各为 4.9 天、3.7 天、4.5 天及 4.5 天，$P < 0.01$ 有显著差异，其中以中药鱼贯针剂组为最佳。

肺部体征消失天数为 5.1 天、5.1 天、5.1 天及 5.7 天。

咳嗽症状消失天数为 7.7 天、7.0 天、8.0 天、8.4 天。

X 线（胸片及胸透）炎症阴影吸收各天数为 8.0 天、7.0 天、9.1 天、8.2 天（见表 4），各指标在统计学上 $P > 0.05$，无显著差异。

有效率甲组 92%，乙组 91.2%，丙组 86.7%，丁组 100%。统计学 $P > 0.05$，无显著差异。

相关症状变化情况及疗效评价见表 4、表 5。

表 4　相关症状变化情况表

	平均退热日			肺部体征消失			咳嗽消失			X 线炎症阴影吸收		
	例数	%	平均日	例数	%	平均日	例数	%	平均日	例数	%	平均日
甲	107	78.1	4.9	119	86.9	5.1	63	45.3	7.7	20	50.0	8
乙	62	67.4	3.7	59	70.2	5.1	50	59.5	7.0	44	50.0	7.1
丙	53	78.0	4.5	54	91.5	6.1	26	44.1	8.0	41	43.8	9.1
丁	37	88.0	4.5	42	100	5.7	32	76.0	8.4	12	32.0	8.2
小计	259	76.4		274	80.8		170	50.1		117	30.5	

表 5　疗效评价表

	有效（包括痊愈，基本痊愈）		无效	
	例数	%	例数	%
甲	126	92.0	11	8.0
乙	84	91.2	8	8.8
丙	59	86.7	9	13.3
丁	42	100	0	0

七、讨论

至今对病毒性肺炎早期诊断还存在一定困难，而治疗尚无满意方法，本文目的在于探讨中药对病毒性肺炎的疗效。

1. 关于肺炎的病毒病原

国内已证实腺病毒、流感病毒、副流感病毒以及呼吸道合胞病毒可引起肺炎及毛细支气管炎。关于腺病毒肺炎的腺病毒型别：近年来长春以3型为主（约占4/5），广州也以3型为主（约占2/3），我院血凝抑制试验证明亦以腺病毒3型为主（约占2/3），与上两省相近。

2. 关于中医分型

大致按卫气营血辨证而分为五型，但以风热犯肺型最为多见，多因感受风温之邪有关，清代叶天士说"风邪上受，首先犯肺"，又说"春月暴暖忽冷，先受温邪，继为冷束，咳嗽痰喘最多"，可见感受风温之邪是主要病因。又因小儿为纯阳之体，感受风寒之邪，也易化热，从而表现为风热犯肺之证候。

3. 关于病毒性肺炎的治疗

十多年来，我们对中草药方面进行大量研究，已发现一批对病毒有抑制作用的中草药。另外，有些中草药对病毒虽无直接抑制能力，但却能通过调动内因加强机体非特异性和特异性防御功能，达到抗病毒感染的目的。目前全国用中药治疗病毒性肺炎的有效率在80%左右，故从中医学中探索治疗方法仍为可取之径。本文选用麻杏石甘汤加味，主要为麻黄、生石膏、黄芩等；鱼贯合剂，主要为鱼腥草、贯众、射干等。这些中药对流感病毒、腺病毒均有较强的抑制作用。炎宁注射液曾被报道临床治疗病毒性肺炎有效，动物实验证明其有明显解毒、抗炎作用和一定促肾上腺皮质功能作用。

本文中的各中药治疗组的药物主要功能为清热、解毒、滋阴、生津，有效率达90%左右，与应用抗生素对照组的疗效相似，但中药没有抗生素的副作用，并减少了抗药菌株的产生，从而为治疗本病开辟了多种途径。

中西医结合治疗流行性乙型脑炎的点滴体会

◎ 王玉亭

流行性乙型脑炎是一种由蚊虫传播病毒所致，以中枢神经系统病变为主要表现的急性传染病。此病在中医学属"温热病"范畴，与温热病中的暑温病（伏暑、暑风、暑厥）相类似，可根据卫、气、营、血的转变规律，结合风、热、痰、湿来辨证论治。现将我院传染科收治的124例乙脑患者中西医结合治疗的几点体会，介绍如下。

一、中药协定处方

为了适应大量收治病情危重、变化迅速的乙脑患者抢救工作的需要，为了便于中西医同志共同掌握使用，将制订的中药协定处方编号使用。

1. 凡西医检查诊断或疑诊为乙脑患者，中医四诊有发热、头痛嗜睡、项强、烦躁、恶心呕吐、身无汗或微汗出、舌质淡红、苔薄白、脉浮数，辨证属温热之邪在卫分或兼有气分症状，而气分症状不显著者，宜以清热解毒、芳香化浊为治，用乙脑一号方（银翘解毒与香薷饮合方加减）：

金银花二两，连翘二两，大青叶一两，板蓝根一两，地龙一两，鲜荷叶一两，天竺黄八钱，香薷一两半，藿香一两，佩兰一两，薄荷八钱（后四味药后下）。每帖煎成一千毫升备用。

用量：一岁以内 30 ～ 40 毫升，二至三岁 40 ～ 50 毫升，四至六岁 50 ～ 60 毫升，七至十岁 60 ～ 80 毫升，十至十五岁 80 ～ 100 毫升，成人 100 ～ 120 毫升。服法：每四至六小时一次，日夜服用。

2. 凡西医检查确诊或疑诊为乙脑患者，除具有上述症状外，而身有汗出者，舌苔白、脉洪数，热邪在气分，宜清热解毒透邪，用乙脑二号方（银翘白虎汤加减）：

生石膏四两，知母一两，生甘草五钱，金银花一两，连翘一两，大青叶一两，板蓝根一两，鲜芦根一两，每帖煎成一千毫升备用。

3. 经上述治疗以后，病情发展转化，病邪深入营血分，热不退或渐退，唇舌干而红或红绛，苔黄厚或灰黑，脉洪数或细数，宜清热解毒，凉血育阴，用乙脑三号方（清瘟败毒饮加减）：

生石膏四两，知母一两，生甘草五钱，生地黄一两半，牡丹皮一两，赤芍一两，金银花一两半，连翘一两，黄连三钱，黄芩五钱，山栀子八钱，桔梗四钱，玄参一两，淡竹叶一两。每帖煎成一千毫升备用。

4. 病情好转渐愈，余热将尽，宜调理脾胃。育阴清解余热，用乙脑四号方（竹叶石膏汤加味）：

淡竹叶一两，生石膏二两，生甘草五钱，北沙参二两，麦冬一两，黄芩五钱，半夏六钱，每帖煎成一千毫升备用。

5. 患者有壮热烦躁、腹胀便秘时，辨证为热结胃肠，腑气以通为顺，宜寒下，可临床加用凉膈散：

淡竹叶一两，连翘一两，黄芩五钱，生甘草五钱，薄荷五钱（后下），生大黄五钱（后下），芒硝五钱（去渣兑入）。每帖煎成一千毫升备用。临时给服三十至六十毫升，一至三次，通便为止。

6. 患者热极引动肝风，有惊厥抽搐，或两眼直视、手足蠕动等抽搐先兆时，可加用止痉散：

全蝎一两，蜈蚣一两，地龙五钱，天竺黄一两，焙干共研细末备用。用量：二岁以内，二分；二至五岁，四分；五岁以上，六分。服法：每四至六小时一次。

7. 神志不清或昏迷者，加用辛凉开窍醒脑的中成药。

紫雪丹：烦躁不安、解便不畅者，以清热开闭。

安宫牛黄丸：神志不清、谵妄者，以清热解毒，醒脑开窍。

至宝丹：神志昏迷不醒者，以清热解毒，开闭醒脑。

用量：一岁以内，1/2 粒；二至五岁，1/3 粒；五岁以上，1 粒。服法每四至六小时一次。

二、资料分析

1966 年 7 月 27 日至 8 月 31 日共收治流行性乙型脑炎患者 124 例，应用中西医结合治疗（其中有 14 例应用亚冬眠疗法或单用西药治疗）。

1. 性别分布情况

性别分布情况见表 1。

表 1　性别分布表

	男	女	合计	百分比
病例数	72	52	124	100%
痊愈	64	43	107	86.3%
死亡	8	9	17	13.7%
后遗症	8	12	20	16.9%

2. 年龄分布情况

最小的半岁，最大的 46 岁，具体见表 2。

表 2　年龄分布表

	半岁–1 岁	1–3 岁	3–7 岁	7–12 岁	12–18 岁	18–46 岁	合计	
病例数	7	57	41	8	2	9	124	100%
痊愈	7	51	35	7	2	5	107	86.3%
死亡	0	6	6	1	0	4	17	13.7%
后遗症	2	8	7	2	0	1	20	16.9%

学龄前儿童（1–7 岁）发病率最高，共 98 例。

3. 入院日期

7 月 27 日开始收患者，每天收一例。8 月 3 日加多，一天收 7 例。8 月 9 日至 12 日是高峰，四天中收 62 例。以后均少量收治，到 8 月 26 日为止（8 月 31 日最后一例在其他单位住院治疗，因乙脑后遗症转来我院）。

科研求索

4. 入院前发病天数

发病后在 1～5 天入院的患者人数最多，共有 110 例。具体见表 3、图 1。

表 3　发病天数表

	1天	2天	3天	4天	5天	6天	7天	8天	9天	10天
病例数	18	20	33	18	21	2	4	1	1	6
痊愈	14	17	27	17	19	2	4	1	1	5
死亡	4	3	6	1	2	0	0	0	0	1
后遗症	4	3	4	0	3	1	2	0	2	0

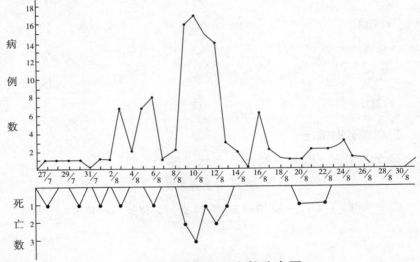

图 1　病例数及死亡数分布图

5. 症状（亚冬眠治疗法或单用西医西药未列入）

病例总数 110 例，按百分比计算，各症状病例数及占比如下。

发热 110 例，100%；头痛 46 例，41.8%；嗜睡 78 例，70.9%；昏迷 19 例，17.3%；谵妄 9 例，8.2%；烦躁 17 例，15.5%；抽搐 38 例，34.5%；恶心 31 例，28.2%；呕吐 68 例，61.8%；便秘 22 例，20%；腹泻 5 例，6.14%；尿失禁 4 例，3.6%，尿潴留 1 例，0.9%；汗出 21 例，19.1%。

6. 并发症

病例总数 124 例，合并百日咳 7 例，5.6%，死亡 1 例；支气管周围炎 5 例，4.03%；支气管肺炎 19 例，15.3%，死亡 8 例；疖肿 1 例，0.8%；鹅口疮 4 例，3.2%；腹泻 1 例，0.8%；营养不良 3 例，2.4%，死亡 1 例；佝偻病 2 例，1.6%。

支气管肺炎发病率最高，共 19 例，死亡 8 例。

7. 退热天数与余热

一般 2～4 天（共 75 例）热退接近正常（死亡病例未列于内）。具体见表 4。

表 4　退热天数分布表

退热天数	1 天	2 天	3 天	4 天	5 天	6 天	7 天	8 天	9 天	10 天
例数	8	20	32	23	3	3	10	2	1	1

8. 中西医结合或单用中医中药治疗，与亚冬眠疗法或单用西医西药治疗比较，具体见表 5。

表 5　治疗效果对比表

	例数		痊愈		死亡		后遗症	
中西结合、单中医	110	88.7%	102	92.7%	8	7.3%	18	16.4%
亚冬眠、单西医	14	11.3%	5	35.7%	9	64.3%	2	14.3%
合计	124	100%	107	86.3%	17	13.7%	20	16.1%

三、讨论

1. 加强中西医团结，促进中西医结合

当得到乙脑流行疫情预报，院领导指派专人分工负责，及时组织传染科及有关科室同志研究讨论，根据讨论意见，制定了一个以"亚冬眠疗法"为主的抢救预案，中医辅助配合治疗。中医还是按照老办法，以会诊形式参加治疗工作。

于 7 月 27 日至 8 月 1 日，共收治 5 例乙脑患者。其中三例患者死亡，二例患者患有并发症，延长了住院时间（一例并发支气管肺炎，住院 28 天。一例合并有百日咳，住院 16 天）。乙脑流行初期，可能病情较重，尚没有摸清疾病变化规律，是可能走些弯路。通过几天抢救治疗，从沉痛教训中发现"亚冬眠疗法"的抢救预案，在具体实施中存在着问题，必须纠正，改变被动局面。到 8 月 3 日，一天收 6 例乙脑患者，"亚冬眠疗法"就更感人力不足而无法实施。遵循毛主席教导："发扬成绩，纠正错误，以利再战。"院领导及时组织参加抢救工作的同志开会讨论研究，本着"发扬救死扶伤，实行革命的人道主义""一切为了人民健康"的精神，调动一切积极因素，认真贯彻落实"中西医结合""卫生工作也要搞群众运动"的方针，重新调整了部署，集中优势兵力，组建了一个适用于乙脑抢救的专科病房，抽调了大批内、儿、中医科的医护人员参加工作。当工作紧张，人力不足时，还抽调来一个正在生产实习的学员参加工作，对药品器材、降温措施等物质供应，都做了重新安排，并修改了抢救预案，使之切实可行。

　　"亚冬眠疗法"：应用大剂量镇静剂（氯丙嗪、异丙嗪组成的冬眠合剂），使患者进入冬眠状态，再全身用冰物理降温，使体温降至常温以下，这是一种有效治法。使用恰当，可挽救危重患者。不论病情轻重，或一律采用，疗法使用不当，就会出现不少问题。当患者尚未完全进入冬眠状态时，对高热患者全身用冰进行寒冷刺激，其立即出现寒战，反而增加产热和氧气的消耗，使体温不易下降，还会出现憋气、缺氧发绀等情况，加重病情。为了避免寒战发生，必须加大冬眠合剂用量，甚至从静脉给药，使患者能迅速进入麻醉状态。患者处于冬眠状态，身体代谢减低以保护脑组织，在冬眠的同时，反应亦迟钝，容易发生腹胀、分泌物不易排除、呼吸困难、肺部感染、电解质紊乱等。因治疗的需要，又不得不用三管（输液管、氧气吸入管、鼻饲管），增加病情观察与护理工作等。"亚冬眠疗法"使体温降至常温以下，病情改变与中医温病学的卫气营血变化规律完全不一样，影响辨证施治难于正确实施。中医认为温热病是热毒所致，在热盛阶段是大热、大汗、大渴、脉洪大的实热证，要以清热泻火、清热解毒为基本治法，患者亚冬眠后表现为虚寒之象；温热病极期，全身用冰来降温，会使热邪阻闭，可导致病情逆传；温热病极期，热邪逆传心包而出现神昏谵语，当以辛凉开窍醒脑为治法，而亚冬眠使用大剂量镇静剂使患者进入冬眠状态；再有低温冬眠状态，各种生理功能活动均降低，给服的中药汤剂也不易吸收，甚至于服药困难，完全没有把中药给服进去，中药没有起到治疗作用。

中西医同治一个患者，治疗指导思想不一样，甚至有矛盾，各自一套，各搞各的对患者很不利。中医诊治患者，按照老办法，一人一法一方，从会诊开方、配方煎药、到把中药送到患者面前服进去，最快也要二三小时甚至半天以上，重患者多，工作就更不及时了，很不适应乙脑的诊治工作。西医管病房，中医人少，都是以会诊形式参加治疗工作，缺乏责任感，开完处方就算了事，对病情缺乏细致的观察，及时修改处方用药都是问题。当发现问题后，经过及时的组织讨论，批判了形而上学、机械唯物论和"专家"路线。在纠正乙脑抢救临床实施的错误时，充分发动群众，纠正以西医为主，中医为辅，少数人瞎忙的冷冷清清局面，群策群力调动一切积极因素，根据病情需要，分别对待，除少数危重患者外，一般患者就不采用亚冬眠疗法。中医同志也以主人翁的姿态积极参加工作，参照温病学卫气营血的传变规律，针对乙脑常见的临床特征，拟定了协定处方。药局同志事先配方并煎出汤药，放在冰箱中备用，中医同西医一样，昼夜在病房巡视患者，观察病情变化，及时修改治疗措施，病情复杂或有并发症的病例，再开专用处方，这样就不失中医辨证施治的灵活性的优点，使乙脑抢救工作前进了一步，提高了疗效，降低了死亡率，减少并发症和后遗症，缩短了住院日。通过乙脑抢救工作，促使中西医加强了团结，取长补短，相互帮助，共同提高，不论在政治思想上，还是在业务技术上都有些收获，尝到中西医结合的甜头。

2. 清热解毒法的应用

乙脑患者病情变化迅速，发病表现为卫分症状持续时间较短，传入气分多以高热为主症，治法亦应以清热泻火、清热解毒为主。病毒所致的疾病，西医目前多尚未找到理想的抗病毒药物，乙脑也不例外，治疗措施多是减少和控制并发症，如乙脑多对症解决高热、脑水肿、惊厥以及肺部夹杂感染等，所以采用降温、镇静、脱水、抗感染等疗法，使之安全度过极期，自身抗病能力产生，达到恢复自愈。中医使用白虎汤清热泻火有退热作用，银翘青蓝汤（金银花、连翘、大青叶、板蓝根）清热解毒有抗感染作用，这几味药用在乙脑患者身上，有明显的抗病毒作用，应用此方药治疗，提高了疗效，填补了西医药这方面作用之不足。

3. 关于温病中"汗、利、下"三忌

毛主席教导我们："读书是学习，使用也是学习，而且是更重要的学习。"中医温病学书中提到"留得一分津液，便有一分生机"。治疗上很怕耗液伤阴。古人有"汗、利、下"三忌之说，通过实践，对"汗、利、下"在中西医结合治疗时如何应用，有一点新的认识。

（1）忌汗

乙脑患者持续高热阶段，时间愈久，对病情发展愈不利，中医应用清热泻火、清热解毒治法，选用银翘青蓝白虎汤加减治疗，有的患者退热仍要三五天，觉退热较慢，除应用一般物理降温（降室内气温、酒精浴、冰帽、冰敷大动脉、冰水灌肠等），西医使用安乃近（口服或穴位注射大椎、曲池穴，小儿可滴鼻），阿司匹林来发汗退热。中医认识温热病本身就伤津耗气，阴阳互根，大汗可导致伤阴亡阳，故忌用辛温发汗药，唯恐大汗亡阳，一般中药多只选用些辛凉甘寒之品来退热泻火，比较平稳，体温下降后亦不易再回升，但不及西药退热来得快。西医对发热患者都很重视静脉补液，只要临床观察仔细，体温下降到一定程度（38℃左右）及时停药，以减少持续高热时间，及高热所引起的并发症，缩短了疗程。在治疗过程中，仅一例婴儿，用过退热药，到门诊时又给安乃近滴鼻，引起体温不升虚脱，及时处理很快纠正，其他病例效果均较好，中医同志不再坚持温病"忌汗"的旧框框，在中西医结合治疗温病时，对使用汗法有了新的认识，有待今后验证。

（2）忌利

乙脑患者脑组织炎充血水肿，脑水肿时间愈久，水肿愈严重，随之出现很多恶果；脑水肿中脑细胞组织受伤缺氧而液化，使之出现不易痊

愈的后遗症；脑水肿重、时间久可导致脑疝形成，压迫脑干的呼吸、循环中枢，发生难以挽救的呼吸、循环衰竭，以致死亡。基于此种理由，西医为减轻脑水肿，使用了大量的脱水剂（甘露醇、山梨醇、高渗葡萄糖静脉注射），以利尿脱水，临床上减轻了脑水肿，挽救了不少垂危患者，给中医今后治疗温热病，在补液的同时使用渗湿利水法，利水同时起到清热解毒作用提供了依据。此亦破除了忌利之禁。

（3）忌下

下法是中医祛邪的基本治法之一，患者高热、烦躁不安、腹满便秘等，说明热结胃肠。古人有"温病下不嫌早""急下存阴""腑气以通为顺"之说。只要下法应用适时，通过大便泻下三五次，胃肠腑气通顺了，高热烦躁等病情即可得到缓解。西医同志怕泻下伤正，会引起病情加重恶化。例如一例患儿，高热烦躁，大便不畅，在应用紫雪丹治疗时，出现腹泻，一天大便三五次，家长和经治军医有顾虑，中医耐心说明治疗意图，使之接受治疗，病儿很快痊愈出院，以向人民负责的精神，坚持了这种有效的治法。在中医协定处方中增加了"凉膈散"合剂，在治疗实施过程中也起了一定的作用。

4. 后遗症的处理

患者高热、惊厥、抽搐，西医应用镇静剂（冬眠合剂），中药应及时加用止痉散，高热已退，若有肢体较软弱乏力或瘫痪、失语等，应尽早采用针刺疗法。针刺治疗应用愈早，瘫痪和失语的恢复亦愈好，就是出现后遗症亦很轻。坚持针刺治疗，后遗症能大部分完全恢复。本组病例，出现后遗症 20 例（单肢体、一侧肢体软弱或瘫痪者 16 例，失语或言语迟钝不清者 9 例，吞咽困难者 1 例，轻度痴呆傻笑者 1 例）。半年随访观察，尚有三例未完全恢复外（一例 44 岁女患者，病危重，应用亚冬眠疗法，气管切开，病程中并发支气管肺炎，出现肢体瘫痪，未能完全恢复，但已能自己扶着墙壁、桌椅走动；一例小儿高热时间久，出现时有傻笑；一例入院时即为乙脑后遗症，下肢部分瘫痪），其他基本上都得到恢复。

科研求索

5. 余热

当乙脑患者极期过去，高热退了，神志恢复清楚，自觉症状基本好转，西医一般不再做什么处理，但从本组乙脑患者治疗过程中，有很多患者（78 例，72.9%），出现一周以上时间低热不退（37.5 ～ 38℃）。愈是轻、或普通型病例，没有什么并发症，西医未作补液，或补液较少，这种低热发生率愈高，这说明温热病之热邪易耗伤津液，致余热留于阴分。继续服用一段时间乙脑四号方，以调理脾胃，育阴、清解余热，有利于病体恢复。

这份是十年前的材料。中西医结合治疗大量流行性乙型脑炎病例，是初步尝试。近年来全国形势大好，预防工作走在前面，搞得较好，发病率大大降低。我院再没有收治如此集中的乙脑患者，这方面工作进展不大，比起祖国日新月异的大好形势，比起各地兄弟单位，差距很大，这份过时的不成熟材料拿出来，一定有很多缺点和错误，请同志们批评指正。

【作者简介】

王玉亭（1929—? ）男，汉族，安徽安庆市人，第三军医大学新桥医院中医科主任、教授、主任医师。1955 毕业于该校医疗系，并在成都中医学院西学中 3 年。擅长中医内科杂病及温热病的诊治，对下法使用有独到之处。撰写论文 20 余篇，约 10 万字。

应用"三宝"治疗小儿流行性乙型脑炎的点滴体会

◎ 孟秀芳

1978 年 8 月至 10 月，我们共治疗 50 例小儿流行性乙型脑炎（简称乙脑）。在叶天士"务在先安未受邪之地"的思想指导下，选择应用"三宝"的 26 例病案，对高热、抽搐以及防止邪热内传进行疗效观察，现介绍如下。

1. 至宝丹和安宫牛黄丸的应用情况

（1）病例选择

在使用至宝丹、安宫牛黄丸的 21 例中，按中西医结合分型，其中普通型（相当于卫气分证）6 例，重型（相当于营血分证）12 例，极重型（相当于营血分证，且见惊厥、闭脱表现）3 例。

（2）给药剂量

21 例中，昏迷后平均 1.6 天开始给药，每人每天 1 支分二次鼻饲，平均用药量 3.4 支。

（3）治疗效果

平均给药后 3.7 天抽搐停止，高热渐退，体温下降，甚至清醒。

2. 紫雪丹的应用情况

5 例患儿使用紫雪丹，其中 40℃以上 3 例，39.1 ～ 40℃有 1 例，38.6 ～ 39℃有 1 例。其余病例均属气分证。平均发烧后第 5 天用药，每天 1 支，分 2 次口服。用药后平均退热时间 3.4 天。在这 5 例使用紫雪丹的患儿中没有一例出现邪入营血的症状。

3. 体会

"三宝"对温病中邪入营血的高热、抽搐、神昏等症有较好的疗效，从我们应用的 26 例患儿可以说明。但在"三宝"使用的时机上古今是有争论的。一种是主张早期应用，以防邪热内传；另一种认为过早使用可使邪热内陷。然而我们有意识地使用紫雪丹治疗 5 例邪在气分，高热不退，出现深入营分的先兆症状的患儿，用药后不但未"引邪深入"，而且有效地控制了温邪，无一进展入营血分，这是值得重视的。但病例尚少，临床资料不全，今后需进一步观察总结。

【作者简介】

孟秀芳（1937—？）女，河北遵化县人，重庆医科大学副教授，重庆市中医药学会儿科专业委员会第一届委员会副主任委员，曾任重庆医科大学儿童医院中医科副主任，1965 年毕业于天津中医学院，曾荣获省政府科技进步三等奖、中医管理局医药科学技术进步三等奖、重庆市中医管理局科技技术成果二等奖。

清热宣肺、活血化瘀治疗小儿肺炎

◎ 朱文超

小儿肺炎西医主要使用抗生素治疗，我们用中草药治疗住院患儿67例，总结如下。

一、选择病例标准

本组病例的选择是从细菌性感染角度进行的，凡具有下列三项者列入：

1. 发热咳嗽及肺部阳性体征。

2. 透视肺部有炎性阴影。

3. 白细胞总数及中性粒细胞百分比增高；或总数增高，中性粒细胞百分比不低于正常；或总数低而中性粒细胞百分比增高。

凡入院同时加用抗生素者均未列入。

二、临床资料

年龄：3岁以内14例，3～7岁26例，7岁以上27例。

入院前病程：3天内者25例，4～6天者28例，7天以上14例。

体温：全部有发热，38℃以下3例，38～38.9℃共21例，39～39.9℃共25例，40℃以上18例。

主要症状与体征：咳嗽67例，气喘26例，胸痛18例，腹痛5例，便秘22例，腹泻2例，面白或青灰3例，鼻煽3例，肺部啰音52例，神志改变、心血管功能不全各1例，舌质红67例，苔黄67例（包括入院后转黄者）。

科研求索

化验检查：白细胞 10000/mm³ 以上者 60 例，其中 20000 ～ 30000 者 12 例，30000 以上者 3 例，10000 以内者 7 例。中性粒细胞百分比 70% ～ 79% 者 25 例，80% ～ 89% 者 32 例，90% 以上者 10 例。

三、治疗情况

小儿肺炎的病因主要是温邪，病位在肺，病机为痰热交阻、肺气郁闭导致血瘀。我们采用清热宣肺、活血化瘀、祛痰止咳法。

1. 根据药源和病情选药如下

清热药：大青叶、千里光、紫花地丁、蒲公英、野菊花、黄芩、连翘等。

活血化瘀药：马鞭草、败酱草、白花蛇舌草、鸡矢藤、牡丹皮、赤芍、丹参、桃仁等。

祛痰止咳药：平地木、清明菜、鱼腥草、杏仁、丝瓜络等。

2. 药物加减

有表证者酌加葛根、荆芥等；里热者加生石膏；高热便结，舌红，苔黄，里热炽盛者加生大黄，釜底抽薪、急下存阴；后期伤阴者，酌加沙参、麦冬、生地黄、白芍等；阴虚发热者，酌加银柴胡、地骨皮等；有心衰早期指征加毛冬青、葶苈子。

上述药物用量，草药 15 ～ 30 克，中药 6 ～ 15 克，一般选八味左右即可，注意一药多用，如平地木尚有活血化瘀作用，千里光尚有去腐生肌作用，马鞭草尚有镇咳作用等。

在本组 67 例中，除两例无效加用红、氯霉素静滴方治愈外，其余未用任何抗生素。有 41 例因高热、食少或脱水进行输液。个别高热用解热剂，烦躁不安用镇静剂，心功不全用"毒 K"，循环不良用"654"（山莨菪碱）静滴。体温下降后部分患者用阿托品（或"654"）并口服 0.15 ～ 0.3 毫克，一日三次，促进肺部啰音及炎症阴影的消失。

四、治疗效果

1. 疗效标准

痊愈：胸透肺部炎症阴影完全吸收，临床症状和肺部体征消失，白细胞总数正常。

显效：胸透肺部尚有少许浅淡阴影，其他三项恢复正常。

有效：胸透肺部尚有少许阴影，其他三项还有一项未恢复正常。

无效：中草药治疗三天以上，临床症状未见改善，加用抗生素治愈者。

2. 疗效分析

属于痊愈者 58 例，占 86.57%，平均住院日 8 天；显效 5 例，占 7.47%；有效 2 例，占 2.98%；无效 2 例，占 2.98%。

退热时间平均 1.9 天。

肺部炎症阴影消失者 58 例，6 天以内者 32 例，占 55.1%，平均 7.1 天。

肺部有啰音者 52 例，消失者 51 例，平均 2 天。

白细胞总数复查者 48 例，47 例恢复正常，平均 4.76 天。

五、病例报告

案一

胡某，男，7 岁。

患儿因发热咳嗽 8 天，便秘、呕吐 4 天入院。体温 38.7℃，舌红，苔薄黄少津，脉数，双肺有散在中湿性啰音，胸透右肺下叶后支肺炎，白细胞总数 32000/mm³，中性粒细胞百分比 87%，淋巴细胞百分比 13%，入院后体温升至 39.6℃。

药用：黄芩 9 克，千里光 15 克，败酱草 30 克，马鞭草 30 克，平地木 30 克，清明菜 30 克，生石膏 30 克，生大黄 9 克（后下），麦冬 9 克，荆芥 6 克，一剂，水煎服。

未用输液及抗生素，次日腑通热退，上方去荆芥、败酱草，第二天白细胞总数及中性粒细胞百分比正常，加阿托品口服，次日肺部啰音消失，上方去生大黄化裁，第六天胸透肺部正常，住院七天治愈出院。

案二

赵某，男，6岁半。

患儿因发热、胸痛、咳嗽1天入院。体温38.8℃，舌红绛，苔白厚，左肺有湿性啰音，胸透左下肺3×5cm模糊影，白细胞总数20800/mm³，中性粒细胞百分比89%，淋巴细胞百分比11%，未用输液及抗生素。

治疗药用：黄芩9克，大青叶15克，紫花地丁15克，败酱草30克，鱼腥草30克，平地木30克，丹参9克，每日一剂，服四天。后加玄参9克服二天。

服药后12小时体温正常，二天肺部啰音消失，白细胞总数及中性粒细胞百分比正常，六天胸透肺部正常，治愈出院。

案三

龙某，男，3岁。

患儿因咳嗽一周，发热伴右侧胸痛二天，经用抗菌解热剂治疗无效入院。体温39.4℃，舌红有瘀点，苔黄，扁桃体Ⅱ度红肿，右肺有细湿啰音，胸透右上叶后支肺炎，白细胞总数38250/mm³，中性粒细胞百分比86%，未用输液及抗生素。

药用：生石膏30克，蒲公英30克，马鞭草30克，黄芩9克，山豆根9克，败酱草15克，鱼腥草15克，药后8小时体温正常。

第三天体温再次升高至39.8～40.5℃，肌注安痛定，退而复升，原方化裁，第五天白细胞总数及中性粒细胞百分比正常。从第四天起午后发热到第八天，体温波动在38.2～38.7℃，精神好，纳佳，舌淡，苔薄白。

第八天试投：青蒿3克，地骨皮9克，黄芩6克，马鞭草30克，平地木30克，清明菜30克，玄参10克，麦冬10克，怀山药10克，次日热退。观察三天，情况良好。住院 12 天胸透肺部正常，治愈出院。

六、体会与讨论

1. 小儿肺炎用中草药治疗有较好的疗效

从本组 67 例的观察，说明不用抗生素，用中草药治疗同样有效，并可减轻病家经济负担和护士供应工作的繁忙，避免使用抗生素的副作用。本组有 15 例白细胞在 20000/mm³ 以上，最高达 38250/mm³，均未加用抗生素。因此，我们认为白细胞总数及中性粒细胞百分比增高，不一定是加用抗生素的指征。

2. 活血化瘀药的应用

小儿肺炎多属"温病"范畴，有"风温犯肺"之称，治法宜清热宣肺、化痰止咳，从本组临床表现来看皆属热证。多有胸痛、血痰或铁锈色痰等症状，即使没有，从病理、生理上看，肺部亦有血液循环障碍，符合中医血瘀证的特点，故加用活血化瘀药。据报道，活血化瘀药能降低急性炎症时毛细血管的通透性、减少炎性渗出，在不同的实验性炎症过程中均有抗炎作用，能减轻炎症反应、促使炎症吸收，并能使炎症局限化，使炎症过程停止进行。此外，还有抑菌抗炎的作用，与清热解毒药同用有加强抑菌和减毒两方面的作用。体温降后加阿托品，改善肺部血液循环，加速炎症的消散。本组病例肺部炎症阴影在六天内消散者占55.1%，可能与上述有关。

3. 下法的应用

肺与大肠相表里，温邪不解，传至阳明，热结肠道，出现便秘，大量粪的分解产物吸收，形成自身中毒，加重病情，出现高热口渴、舌红、苔黄、甚至腹胀而喘等症。此外，应用下法常能起到腑通热退、胀消喘平的作用，如案一。生大黄是较强的广谱杀菌抑菌药，可降低毛细血管的通透性、改善脆性、减少体液外渗，以利炎症的控制；它还能改善血液循环，促进炎症组织的恢复。因此，本病有里热较重、便秘者，应用下法颇为有益。

4. 阴虚发热问题

本病乃温热之邪，最易伤阴劫液，发汗也能损伤津液（西药发汗解热剂常被忽视），阴液耗伤则阴不制阳，阳必亢盛，出现阴虚发热。本组有阴虚发热者 8 例，证候多不典型，早期常不被注意，以致延长病程（如案三），通过实践我们认为只要有午后发热症状，便可试用养阴退虚热法，常可奏效。

【作者简介】

朱文超（1930—2020），男，河南省沁阳市人，中西医结合副主任医师，1954 年毕业于云南大学医学院，曾任重庆市红十字会医院儿科负责人，重庆市江北中医医院业务副院长，中华医学会重庆分会儿科学会委员，《实用中医药》《农村医生》编委，中西医结合学会重庆分会常务理事，九十年代入选《中国当代中医名人志》《中国中医名人词典》。制定了 28 个儿科病的中西医结合治疗常规，出版了《中西医结合治疗儿科疾病手册》。对许多疑难杂证的治疗均有较好疗效，如肾病、乙型肝炎、小儿颅脑疾患等。

对清热解毒中草药药理作用的一些看法

◎ 邓文龙

　　清热解毒药是中医温病治疗中最为常用的药物。近代临床研究结果表明，具有清热解毒作用的中草药制剂及其复方，在治疗多种急性感染性疾病中都取得了良好的效果。

　　长期以来，清热解毒类中草药的药理作用及临床研究多倾向于把中医的"清热解毒"与西医的"抗菌作用"等同起来。在这种观点指导下，医生往往把清热解毒类中草药及其制剂与抗生素相提并论，甚至于一些药厂生产的具有清热解毒作用的中草药制剂，也不论其本身抗菌作用的强弱，一律冠之以"广谱抗菌药"。事实上，部分清热解毒类中草药或是抗菌作用较弱，或是根本就没有什么抗菌作用。不难设想，这些制剂能取得较好的临床疗效很可能是通过其他机制取得的。本文在复习清热解毒药的药理作用和临床疗效研究的基础上，试图仅从它们治疗急性感染性疾病方面探讨清热解毒药临床治疗的药理学基础。

　　中医把诸如发热、烦渴、局部炎症、神昏谵语、出血、便秘、尿短赤、舌红、苔黄、脉数等一系列主要见之于急性感染性疾病的机体功能亢进的表现，概之为"热象"，清热解毒药则具有解除这种"热象"的功能。因此，清热解毒药除了具有对病原微生物的直接作用外，还应当具有对病原体所引起的机体全身性或局部性的、共同性或特殊性的功能失调及组织损害的调整作用。近年来的药理研究结果表明，清热解毒药的确具有广泛的药理作用。

1. 抗病原微生物作用

　　大量的体外过筛试验结果表明，清热解毒药多具有广谱的抗病原

· 169 ·

体作用，但在这些报告中，或是因使用渗透法时所用药物浓度太大，或是因使用稀释法时所测到的药物最低抑制浓度太高，导致在体内用药时根本不可能达到如此高的药物浓度。因此，除局部用药（如口服对于肠道感染、外敷对于皮肤感染）外，引用这些结果以解释其临床疗效需谨慎。

另一方面，现有的研究结果已经表明，清热解毒药中的确具有一些高度抗病原体活性的物质，如连翘挥发油、满山香对流感病毒的抑制浓度分别为 1∶65536 及 1∶2000；罗锅底等所含齐墩果酸、黄连三棵针所含黄连素、鱼腥草所含鱼腥草素、白头翁等所含原白头翁素等，对病原菌的有效抑制浓度可分别达 0.1、100、25 及 2.5 微克 / 毫升；大蒜新素对白色念珠菌及新型隐球菌抑制浓度为 5 及 3.2 微克 / 毫升，青蒿素对疟原虫有强烈的抑杀作用，等等。

2. 解热和抗炎作用

发热和炎症是"热象"最主要的表现，也是急性感染性疾病常见的症状和病理过程，许多清热解毒药对实验性动物发热及炎症具有不同程度的对抗作用，如黄连、黄芩、生石膏、知母、大青叶、穿心莲等有明显的解热作用；金银花、连翘、穿心莲、黄连、黄柏、黄芩、秦皮、射干、大蒜、牛黄等具有明显的抗炎作用。它们或是作用于炎症的早期阶段，减少渗出；或是作用于炎症的晚期阶段，抑制增生；或是影响白细胞在炎性灶的游走；或是同时具有以上几个方面的作用。

3. 促进肾上腺皮质功能

穿心莲、白花蛇舌草、广豆根、秦皮、牛黄、犀角等均有明显兴奋肾上腺皮质的功能。

4. 解毒

黄芩苷能减弱多种毒物的毒性，地锦草能中和白喉毒素。

5. 对免疫功能的影响

清热解毒药能广泛地影响机体的免疫功能。如苦参、水牛角等能提高白细胞数；金银花、黄连等能增强白细胞的吞噬能力；白花蛇舌草、广豆根能增强网状内皮系统的吞噬功能；鱼腥草素能提高机体血清备解素水平和慢性气管炎患者痰、血中溶菌酶的活力；水牛角、散血草等能提高血中淋巴细胞数；金银花、蒲公英等能促进淋巴细胞母细胞进行转化；山豆根等能促进抗体生成，而龙胆草则能抑制抗体生成；黄芩、散血草等还能抑制过敏反应的发生等。

此外，一些药物，如连翘、黄芩、垂盆草等还能对抗致病因子引起的组织损伤，促进受损组织病变的恢复。一些药物还具有明显的镇静作用，如穿心莲。

6. 总结

上述简要结果表明，清热解毒药具有十分广泛的药理作用，它们及其组成的复方可以作用于急性感染性疾病的多个环节，或是能够杀灭或抑制入侵的微生物病原体，对抗、中和其毒素；或是能够作用于机体，调节机体对病原体入侵所产生的反应，使过高的体温下降；或是改善毛细血管通透性，对抗炎性渗出，控制白细胞游走，抑制增生；或是兴奋肾上腺皮质功能，改善在急性感染中肾上腺皮质功能的相对不足，提高机体的免疫功能，促进机体功能紊乱或受损组织的恢复；或是兼有以上数种作用。这就是为什么一些药物或方剂本身抗病原体作用并不强，但对感染性疾病却可以产生较好的、乃至超过抗生素的疗效。具有对机体的整体调整作用是中草药比之抗生素尤为突出的优点。另一方面，清热解毒中草药中对病原体有强烈作用的药目前尚且不多，因而对于一些严重的感染，如脓毒败血症等，则疗效较次。此时如能中西医结合，兼取二者之长，在选择药、方时，既考虑到对病原体有强烈抑杀作用的药物，又照顾到病原体所引起的机体功能及组织损害，根据具体情况，有所侧重，则必能提高对急性感染性疾病的疗效，缩短病程，减少后遗症。

因此，加强对清热解毒中草药的药理作用及临床疗效的深入研究，阐明作用原理，特别是良好复方的作用及作用原理，对于加快中西医结合，创造统一的新医学、新药学是有很大意义的。

科研求索

【作者简介】

邓文龙（1941—）男，汉族，四川富顺县人，四川省中药研究所副研究员、药理室副主任，《中药药理与临床》副主编。

脱落细胞学在温病舌象的实验观察

◎ 何健村　张世煌

舌诊，是中医学望诊中的重要组成部分，尤其是在温病学的诊断上具有特殊意义。清代叶天士、薛生白等在温热病的临床上，常常把辨舌作为诊断、治疗和预后的依据。近年来，舌诊引起了国内外医家的广泛重视，并从不同的角度、用不同的方法从理论上和临床上探索其形成原理及使用价值，方法如：裂隙灯，舌乳头镜，舌苔活体取材器，舌印、舌苔涂片，实验动物的舌象研究，脱落细胞学检查舌腹面静脉曲张研究，舌下瘀点观察，荧光检查，活体显微镜观察，病理切片，生理生化测定，舌温、舌电刺激反应，舌质循环等。国内外医家对其临床意义也有了一些新的认识。仅就我院对温病"卫气营血"的舌象及脱落细胞学检查的 300 例实验观察分析如下。

一、对象与方法

1. 对象

本组 300 例系 1978 年 1 月至 1979 年 8 月住院治疗的温病病例，其诊断均经临床确诊。其中刮片一次者 219 例，二次（最多 4 次）以上的 81 例，以便了解不同病期舌苔之演变。

2. 方法

以入院后第一次舌象记录为准。以后病期转变时重新作为对照，在辨舌时除外"染苔"后，分舌色、舌苔、脱落细胞三部分进行检查。舌象在白天的自然光线下检查；舌苔脱落细胞的采集用印片法或轻刮法，干后放入乙醚－乙醇内固定，做巴氏染色后镜检。

3. 病种

300 例中，肺炎 77 例，肝炎 48 例，伤寒 20 例，结核性脑膜炎 7 例，流行性出血热 17 例，阿米巴痢疾 5 例，疟疾 9 例，流行性脑膜炎 2 例，化脓性脑膜炎 11 例，上呼吸道感染 69 例，菌痢 29 例，急性胃肠炎 5 例，麻疹 1 例。男性 162 例，女性 138 例。年龄最小 12 岁，最大 82 岁，20～50 岁者 208 例，占 69.33%。

4. 中医辨证

卫分 56 例（包括流感、扁桃体炎、肺炎初期）；气分 164 例（包括肺炎、伤寒、肝炎、阿米巴病、疟疾）；营分 58 例（包括伤寒、脑膜炎、重症肝炎）；血分 22 例（包括流行性出血热、伤寒、重症肝炎、中毒性休克）。

二、结果

1. 舌象

舌质：本组 390 例中，舌质正常 46 例，淡白者 7 例，偏红者 10 例，红者 189 例，鲜红者 2 例，暗紫、有瘀者 33 例，绛红 13 例，以舌质红、绛红及有瘀者为多，共 235 例，占 78.33%。

舌苔：薄白苔 45 例，黄白苔 23 例，黄苔 125 例，焦黄 26 例，灰黑苔 5 例，白厚苔 23 例，无苔或少苔 11 例，白剥 4 例，黄厚腻 31 例，白腻 2 例，白裂纹 3 例，黄裂纹 1 例，黄灰苔 1 例。

2. 舌脱落细胞检查

舌丝状乳头上皮细胞的计算方法：每片盖一玻片，观察四角和中央共五个视野，计算其数量。数量在 100 以下者为（＋），101～390 者为（＋＋），301～500 者为（＋＋＋），数量＞500 者为（＋＋＋＋），其结果见表 1。

表 1　舌丝状乳头上皮细胞、白细胞及苔垢计数

分型	总例数	上皮细胞				白细胞				苔垢			
		+	++	+++	++++	0	+	++	+++	+	++	+++	++++
卫	56	18	16	18	4	19	22	9	6	18	28	10	－
气	64	33	66	53	12	24	68	39	33	31	93	31	9
营	58	5	19	22	12	20	21	10	7	22	22	11	3
血	22	2	8	11	1	10	6	2	4	6	8	5	－

苔垢小而散在者为（＋），较密者为（＋＋），成片者为（＋＋＋），大堆重叠者为（＋＋＋＋）。

从上表可以看出以下结果。

卫分：56 例中，上皮细胞多在（＋＋）以上，为 38/56；白细胞（＋）以上者为 37/56；苔垢也较少，（＋＋）以上者为 38/56。

气分：上皮细胞脱落增多，（＋＋）以上为 131/164；白细胞也较多，（＋）以上者为 140/164；苔垢（＋＋）以上者 133/164。

营分：上皮细胞脱落（＋＋）以上者 53/58；白细胞（＋）以上 38/58；苔垢（＋＋）以上 36/58。

血分：上皮细胞脱落（＋＋）以上者为 20/22；白细胞（＋）以上为 12/22；苔垢（＋＋）以上为 13/22。

白细胞以气分最多（85.4%），卫分（66%）、营分次之（65.5%），血分又次之（54.4%）；上皮细胞则以营分最多（91.4%），血分次之（90.9%），气分又次之（79.9%），卫分最少（67.8%）；而苔垢则以气分最多（81.1%），卫分次之（67.8%），营分又次之（62.1%），血分最少（50.1%）。

23 例中医辨证为营血分的患者检测化验钠、钾、氯。发现钠、氯降低者为 21/23，乃失水高热伤津所致之象，仅 2 例增高，可能为发热、脱水血液浓缩所致。但血钾相反仅 2 例降低。其他 22 例均增高，因高热尿少或酸中毒，大量钾自细胞内移出所致。

9 例脑膜炎的脑脊液的变化与舌苔细胞学变化因例数较少看不出规

律，但从卫分白苔与气分黄苔脱落的角化细胞 67.8% 与 79.9% 差异不显著，与文献报告相一致。

3. 入院后采集舌苔时，已做周围血象白细胞检查者 138 例，其结果见表 2。

表 2　脱落细胞与外周血白细胞关系表

脱落细胞 白细胞	总例数	白细胞				
		<5000	5100 ~ 10000	10100 ~ 15000	15100 ~ 20100	>20000
+	22	8	3	1	8	2
++	64	14	21	15	5	9
+++	32	10	9	6	4	3
++++	20	12	2	2	1	3
合计	138	44	35	24	18	17
%		31.9%	25.4%	17.4%	13%	12.3%

从表 2 可以看出白细胞与舌苔上皮细胞脱落的关系，即上皮细胞多在（++）以下占 86/138（62.3%），（+++）以上 52/138（37.7%），而白细胞之多少与上皮细胞相关，脱落角化细胞数量 5000 以下者占 31.9%，5100～10000 次之。

三、讨论与体会

舌诊是中医诊断学上很重要的指标之一。中医理论认为："观舌色可知正气之虚实，看舌苔可辨别邪气之深浅，再审其润燥可验津液之盛亏。"故"舌是脏腑的外候器官"，也是一个构造颇为复杂的器官。从生理学而言，舌质的变化包括血液循环方面的原因，神经系统、乳头本身及腺体的变化。在血液循环系统方面主要有贫血、充血、瘀血和出血四种；神经系统主要为舌之运动和感觉；乳头本身的变化主要为充血、发炎、溃疡、萎缩、角化等；而腺体的变化主要是腺体分泌的情况变化。舌诊内容为辨舌苔和辨舌质。舌为心之苗窍，人体有很多经络与之相通，故"病之经络脏腑，营卫气血，表里阴阳，寒热虚实，毕形于舌"，而"苔乃胃气所熏蒸，五脏皆秉气于胃，故可借以诊五脏寒热虚实也"。就温病而言，舌诊主要从舌苔之形状、色泽、润燥等方面之变化，以辨别病邪之性质，区分"卫气营血"的证候类型。舌在口腔内，温度、湿度很少受外界影响，但可受体内生理病理影响，故可判断津液之存亡。由于舌中血管丰富，舌黏膜上皮薄，乳头变化灵敏，故机体内变化可通过循环系统在舌上迅速反映出来，反映体内脏器虚实气血盛衰。从西医学而言，它和机体的几个重要系统以及体液都有着密切的关系。Sguiye指出"舌乳头的变化。可作为机体营养状况的敏感指标"；Burket 氏认为"舌是显示机体一般情况的优良指标，舌面是体内含水多少及细胞内氧化程度的镜子"；MacBryde 认为"舌是身体健康情况的气象表"；故舌之改变，常伴有系统之紊乱。

温病的全过程，也就是"卫气营血"证候的转变过程，它体现了温病发生发展的规律性。叶天士沿用《内经》理论谓："卫之后方言气，营之后方言血。"说明卫气营血有表里、外内、浅深之不同。这与西医学急性传染病之潜伏期→前驱期→症状明显期→衰竭期→恢复期（卫→气→营→血→余热未尽）的演变过程大体一致。温病辨证的卫气营血，为区分证候类型，标志病情深浅轻重，概括转变过程，确定治疗方法的大纲依据。随着温病领域内中西医结合辨证病理学的开展，"卫气营血"的转变理论也不断充实和发展。本组资料说明辨病与辨证相结合，掌握温病发展规律，以舌诊作为诊断是具有指导临床实践意义的。外邪可影响到舌腺体的某些功能，如分泌物性质的改变，分泌性能的改变等，造成舌上附着物成分、性质的异常，因而形成了不同的舌苔，舌苔的由薄变厚，从白苔变为黄苔，表示温病的病情由轻变重，因为温病过程中由于邪正交争，发热、伤津及脾胃失运致舌苔发生变化。又由于病邪类别不同，体质强弱及反应性之差别，出现"卫气营血"温病的舌苔变化。

舌质：红→绛→紫、有瘀点→燥裂、镜面舌。

依次对应如下：气→营血→血热瘀滞→伤阴劫液，气阴两伤。

舌苔：白薄或薄黄→黄或厚腻而黄→黄燥→苔黑或灰苔，焦黑起芒刺（无苔或少苔）。

依次对应如下：卫分→热盛或湿热盛→热盛伤津→热盛劫津→温病后期，阴虚津伤或气阴两伤。

其中厚腻而黑或灰，属湿浊不化。

卫分病证部位最浅，属表证，病理变化尚未影响唾液的分泌，也未产生乳头间隙存留物的腐败作用，持续时间也短，尚未进入内脏，故色质边灰红、苔薄白，乃风热犯肺，此时角化细胞落者不多。气分病证虽然属里证，但正气尚存，抗邪力强；而营血分病位最深，病情危重，热邪逐步深入，正不胜邪，如伤寒（中后期）、脑膜炎、乙型脑炎、流行性出血热、中毒性休克、败血症等，转变迅速，界限不清，如不及时抢救，则可危及生命。故有人诊治乙型脑炎时，舌苔黄或白腻而中剥的列入凶型，此时角化细胞脱落明显增加（53/58 与 20/22），由于温热病的病理过程常会消耗正气，损害机体、导致卫气营血功能紊乱。营血分时，阴阳失去平衡，热甚则伤阴（物质），脾胃失运则消化功能障碍，使舌之上皮细胞营养受到影响，产生异常代谢，致舌苔由薄变厚，细胞脱落增多。本组舌垢由卫分（38/56，67.8%）增至气分（133/164，81.0%）。加之热火伤津，体液亏损，血液循环之改变，毒素损害及机体的生理失调，组织细胞代谢发生障碍，热邪化燥，胃津损伤，致使苔色由白变黄，由润变干，此时细胞脱落亦较多（53/58，90%；20/22，90%）。在肝炎病例中苔黄腻，舌质红，属肝脾湿热及伤阴者不少见，与文献报告相吻合。

温病发生后，由于食少、高热、失水、舌之自洁作用减低，机械摩擦作用减少或因发热唾液分泌减少，舌苔易于堆积，丝状乳头延长而增厚。卫分与气分各为 38/56 与 133/164。至病邪入里，损及胃阴致消化功能紊乱、舌苔渗出白细胞增多，占 85.4%（气分）与 65.5%（营分），加之感染、炎症、发热以致植物神经功能紊乱，代谢失调，以及舌苔局部细胞代谢障碍，口腔腺体分泌异常，使丝状乳头增生，角化剧增，细胞浸润，血管扩张及含菌增多而形成黄苔。本组 125 例，随着病情加重，有 26 例由黄苔由薄变厚，由白变黄，甚至焦黄而有裂纹，尤其是里实热证时更为明显，是心营热毒盛极。到病情危重时出现灰黑苔，乃因热毒炽盛，阴液耗损，特别在阳明腑实证时，如伤寒，脑膜炎、败血症、出现焦黄（26 例）或焦黑，是为病理侵及黏膜下层，因高热、脱水、炎症、毒素刺激，胃肠功能紊乱致丝状乳头增生更著，出现黑棕色角化细胞或黑色霉菌繁殖，本组有 5 例灰黑苔。此种患者因发热、代谢增高、维生素缺乏、胃津耗伤，缺氧及循环障碍。丝状乳头上皮营养障碍而萎缩致舌质红绛而少苔（有 11 例），此时角化细胞及不全角化细胞均减少，外基底及中层细胞之比例增多。若"舌质绛而光亮，胃阴亡也"。

　　温病之舌象与舌苔之变化，辨舌质可辨五脏之虚实，而舌质与舌苔相比，认为病浅见舌苔，病深见于舌质，从本组病例中证实此种证候。正常人舌色淡红、润泽、舌体柔软、灵活。当外感病邪，如传染病早期（卫分），因病邪未入里，故舌质淡红，或仅舌红，苔薄白或白腻（湿热在卫分），若为风热在卫分，苔为薄黄，舌质颜色变化与舌的血液循环状况密切，随着病邪入里进入气分、营分，则因病热伤阴、脱水或维生素缺乏，致胃阴不足，血钾增高，舌色偏红甚或红绛，此为舌组织毛细血管极度充血之征或有高血凝状态，故有人将绛舌作为 DIC 诊断指征之一。现认为凡病入营血，即有不同的微循环障碍，红舌至此，表示热入营血，此时多有神志改变，舌质红绛为其特点，此可能因毒素刺激使血管扩张所致。故"其热传营，舌色必绛"，"其有舌独中心绛干者，此胃热心营受灼也"。

　　青紫舌，本组 33 例，舌色红暗、蓝有瘀点均为营血分病例，其形成认为是与静脉瘀血，血流缓慢或缺氧，血中还原血色素比例增高等因素有关，"凡红舌中见紫斑者，将发斑也"。紫舌较绛舌更深一层，多为营血热毒热极所致。若舌质紫而干晦，是肝肾阴虚之候，此种舌黏膜下出血的现象，可出现在败血症、流行性出血热和重症肝炎的过程中。血分热毒极盛，为热盛动血或动风痉厥之先兆，故紫舌示有严重感染，呼吸循环衰竭。此舌象多见于发热病的后期阶段。但阴寒证亦可见到。

　　舌苔：温病观察舌苔有助于了解病邪之深浅，疾病之性质，以及消化功能之强弱，故视舌苔可知六淫之深浅和胃气之存亡。当温病初起，尚属卫分证时，病邪较轻，尚未入里，故为白苔或黄白，或薄黄，本组45例，白厚苔（湿热在卫分）23例。舌苔薄白是外感初期，邪在肺卫的舌象。但是又有寒热之区别。苔白薄而不干，属外感风寒，薄白而不润，边光红者，属外感风热。由于患者有发热，机体代谢增高，舌部血流增多，并有消化功能紊乱，饮食减少，进食少，影响舌的自洁作用，使丝状乳头延长，致使舌苔堆积，而出现白厚苔，夹湿者出现白腻苔，方因脾胃失健，消化功能紊乱所致。

黄苔：黄苔是热的象征。从温病而言认为是"寒邪化热"或"热在气分"。温邪由表及里，由卫入气，舌苔由白变黄，故黄苔主里主热，为病在气分。本组黄苔125例，焦黄26例，黄厚腻31例，共182例（60.7%），气分164例中，除8例为黄白苔外（厚白主湿），156例均有黄苔或黄厚腻苔。黄苔属里实热证，愈黄示热愈重。温热病之热盛期，炎症感染和毒血症较严重，以及发热引起消化功能障碍和植物神经系统功能紊乱。代谢失调，丝状乳头增生，角化增剧，舌的局灶性炎症、渗出及产色细菌的作用下，黄苔渗出细胞较薄白苔为多，尤以中性粒细胞百分比与淋巴细胞百分比升高更为明显，故说明黄苔与炎症、感染、发热有密切关系。许多发热病变都会影响消化道，消化道病变又反过来影响原发病。黄腻苔为脾胃湿热，焦黄苔则示热盛伤津。气分热传化营分，则黄舌与红舌或绛舌同时出现，故"黄苔绛底"为"气营两燔"之象。

灰黑苔：本组有5例，3例为重症肝炎，1例为伤寒，1例为阿米巴病，均为消化道传染病。灰苔是由白黄苔转化而来，主里证，一般认为是病情严重，与前4例相合。温热病后期，热邪深入下焦，劫灼肝肾真阴，其特点是舌质紫而晦暗，说明肝肾阴津枯竭。但后一例阿米巴病，病情并不严重，也有灰苔，乃属太阴寒湿困脾之证，或可能使用抗生素后，黑色芽胞形菌增殖，也可能由于口腔不清洁，乳头间隙中杂菌繁殖，如链球菌、丝状菌都可能致舌苔发黑。或吸氧排碳的肺功能有障碍时，碳末沉于乳头中间，舌头也会发黑。

结语

中医的辨舌在临床上确实具有诊断意义，可以找到许多科学的论证。叶天士的卫气营血学说，以舌苔为辨卫气之指征，以舌质为辨营血的指征，确定治疗方法的大纲依据。从本组 300 例及 81 例二次以上不同阶段刮片可以看出舌苔之上皮细胞、白细胞及苔垢之多少随着病邪进退而有相应的变化。因此。我们认为它是一门比较复杂的科学，内容丰富，对于中西医结合来说是一个值得探讨研究的课题。

中医温病学说的"卫气营血"是以急性传染病为主的临床病证和生理病理的理论概括，是历代医家从实践中总结出来的防治经验和学术见解。加强"卫气营血"的理论探讨，用现代科学方法阐明其原理，有助于加快中西医结合的步伐。

【作者简介】

何健村（1924—? ）男，汉族，重庆市第四人民医院中西医结合科主任医师，曾任重庆市中西医结合学会第一届秘书长。

"抗炎" Ⅰ号治疗急性感染的临床观察

◎ 杜树明

我所自 1975 年 11 月至 1977 年 3 月，应用自制定的"抗炎"Ⅰ号分别观察了几种急性热病，通过临床观察，取得了一定的效果。现对结果作初步分析如下。

一、临床资料

一年多来，应用"抗炎"Ⅰ号共观察急性热病 24 例，其中急性扁桃体炎 13 例，急性支气管炎 2 例，肺炎 5 例，肺脓肿 1 例，慢性支气管炎伴肺部急性感染 2 例，肺结核伴急性感染 1 例。

在 24 例中，男性 14 例，女性 10 例，年龄最大 69 岁，最小 12 岁。本组病例以壮年男性为多。

24 例中，病程最短 1 天，最长 25 天（肺脓肿患者）。本组病例病程平均 2.5 天，多数为急性热病早、中期。

在 24 例中，体温 40℃以上者 14 例，38.5℃至 40℃者 10 例，以 40℃以上为多，约占 60%。

24 例中，周围血象、白细胞总数 $40000/mm^3$ 以上 1 例，$20000 \sim 30000/mm^3$ 共 7 例，$15000 \sim 20000/mm^3$ 共 11 例，$10000 \sim 15000/mm^3$ 共 5 例。白细胞 $15000/mm^3$ 以上的病例共 19 例，占本组 77.7%。

二、病例选择

所有病例均需符合下述四项条件中三项以上，方可作为观察对象：

1. 发热必须在 38.5℃以上，一般发病不得超过 3 天。

2. 周围血象、白细胞总数必须在 $10000/mm^3$ 以上，或中性粒细胞百分比在 80% 以上。

3. X 光透视或摄片证实肺部有实质性急性感染。

4. 原则上未接受过西药抗生素药物治疗。

三、治疗方法

观察病例，均住院治疗，全部使用"抗炎"Ⅰ号，不加用任何退热或抗感染西药，或其他中药。

"抗炎"Ⅰ号方药组成：忍冬藤一两，柴胡一两，黄芩一两，大青叶一两，贯众一两。

此方按重庆市中医研究所操作规程制成 1∶1 合剂。

用法：12 ～ 15 岁，每 4 小时服 30 毫升，一日总量 90 ～ 180 毫升；16 岁以上，每 4 小时服 50 毫升，一日总量 300 毫升。一般感染，每日 3 ～ 4 次，肺炎、肺脓肿等重症感染每日服六次，每次 50 毫升。

注：每剂药折合合剂药 150 毫升。

四、疗效标准

急性上呼吸道炎症：以体温恢复正常 3 天，症状基本消失，血象恢复正常。具备以上三点为临床治愈。服药 5 天不退烧者视为无效病例。

急性支气管炎或化脓性扁桃体炎：除要求上述标准外，并要求局部症状和体征消失，方可称为临床治愈。

肺炎要求：体温恢复正常；X 光透视复查，阴影全部吸收者，方可称为临床治愈。

五、治疗结果

按以上标准，临床治愈 22 例，显效 2 例。因此本组病例均为有效病例（因病例少，未作统计学处理）。

24 例患者，平均住院天数为 5.5 天，平均退热天数 1.13 天（约 25 小时）。其中最短 8 小时，最长 60 小时。肺炎、急性或慢性支气管炎急性发作，平均住院天数为 9.5 天，平均退热天数为 3.5 天。

六、病案举例

案一

方某，女，13 岁。

患者于 1976 年 1 月 2 日因恶寒、发烧 1 天入院。自述有头痛、口干、口苦、尿少、色深黄等症状。

体检：体温 39.2℃，血压 94/60mmHg，消瘦，急性热重病容，精神萎靡，扁桃体显著肿大、充血，舌红，苔黄腻，唇干裂，脉数。

血象：白细胞总数 42800/mm³，中性粒细胞百分比 91%。

尿常规：蛋白 +++，白细胞少许，红细胞 +++。

中医辨证：外感风温，邪在气分。

西医诊断：急性扁桃体炎；慢性肾炎。

治疗：入院即服"抗炎"合剂 30mL，每日 6 次。

治疗经过：住院第三天体温降至正常，第四天舌苔好转，第七天扁桃体恢复正常，血象第八天恢复正常，体征完全消失出院。在门诊治疗慢性肾炎。

案二

薛某，女，19 岁。

患者于 1975 年 12 月 27 日因发烧 2 天入院。入院前曾接受土霉素 A.P.C 等药治疗，病势不减。入院时头痛、咽痛、咳嗽、发烧、脉数、舌红、苔黄。体温 40℃，白细胞总数 19850/mm^3，中性粒细胞百分比 99%。

体检：心肺（－），肝脾（－），胸透（－），扁桃体 Ⅱ 度肿大。

血培养：草绿色链球菌生长。

中医辨证：外感风温，邪犯气分。

西医诊断：急性扁桃体炎。

治疗经过：即服"抗炎"Ⅰ号 50mL，4 小时 1 次，24 小时体温下降至 36.8℃，第二天白细胞总数下降至 14100/mm^3，第三天 11100/mm^3，中性粒细胞百分比 74%，连续观察 3 天，症状、体征完全消失出院。

案三

赵某，男，64 岁，工人。

患者于 1976 年 12 月 6 日因恶寒、发烧、咳嗽、痰中带血 2 天，伴右侧胸痛加重半天而入院。入院时体温 39℃，血压 126/80mmHg，白细胞总数 25500/mm^3，中性粒细胞百分比 90%。

体检：急性热重病容，五官（－），心（－），肺听诊右侧肺有鸣音，叩诊稍浊，触诊语颤增强，舌质红，苔黄，脉浮数。

X光透视：右心缘旁有片状密度较深、边缘模糊阴影。

X光诊断意见：右节段性肺炎。

中医辨证：风热犯肺，热伤阴络。

入院后给予"抗炎"Ⅰ号冲剂1/2瓶（即原方半剂），1日4次。

治疗经过：服药后28小时体温降至正常，连续观察7天未有回升，血象于入院后第三日，白细胞总数降至9900/mm³，中性粒细胞百分比70%，出院时血象完全正常。

入院治疗后13天X光透视：右心膈角之片状阴影大部分吸收。

共住院16天，临床治愈出院，住院期间未加用任何退热西药或抗菌药物。

七、体会和讨论

1. 清热解毒是治疗温热病的关键

中医治疗温热病，突出热、毒，重在清解，即温热病以高热为其特点，以温毒为其致病外因（温毒现在可以理解为具有致病性的细菌、病毒，等等）。因此，清热解毒、消炎杀菌是治疗温热病的必要手段。所谓欲退其热先祛其邪，清热解毒既是温病前期卫分、气分时期的主要立法，又贯彻治疗始终，只是在卫分者宜清宣，在气分者宜清解，在营分者宜清化，在血分者宜清滋。所以清热解毒是治疗温热病的关键。

"抗炎"Ⅰ号正是依据这一设想，在我院银柴合剂原方的基础上修订而成的。通过临床观察，对不同的细菌和不同部位的感染，具有明显的清热解毒作用，体现了"异病同治"。与"银翘""白虎"相较，"抗炎"Ⅰ号力专方简，疗效确切，可用于一切温热病初起。符合简、便、验、廉的要求，每剂一角八分。

2. 热邪伤阴是温热病传变的严重后果

卫、气、营、血是温热病的传变过程，而传变的严重后果是热邪伤阴，因此把好卫、气之关，清其热而祛其毒，是防止温病传变的重要环节。若热毒之邪已内陷营血，热灼营阴，津液耗损，则将出现一系列逆传之危急证候，如神昏谵语，昏迷抽搐，热深厥深等。此时的治疗重点则在救津，或清营开窍，或养阴镇惊，或救逆固脱。其中救津和坚持清热解毒这两点至关重要，中医学对保津（精）在温热病中给予非常重要的地位，提出治疗温热病"保津"为第一要义。津、液、精、血皆属于阴，是人体正常组织结构功能的一部分。津、液、精、血可能概括了现代医学的体液、电解质、垂体－肾上腺皮质、神经内分泌应激系统等。因此，保津（精）提示了我们治疗温热病时，除了重视毒邪所致的高热外，保持水盐电解质的平衡，提高应激系统和免疫系统的功能，对于防止中毒性休克的发生有重要的意义。中医学中的养阴、生津、凉血、固脱方药如生脉散、独参汤等，经改进剂型，制成针剂，作为抗休克药抢救治疗，已在临床上应用，且收到效果。这些问题都值得进一步深入研究和探讨。

3. 察脉、观舌质和舌苔是把握温病传变的简便方法

（1）察脉

临床时，如邪在卫分脉多浮；夹热者，脉多浮数；夹湿者，脉多浮濡；邪入气分，则脉多洪大滑数；气分不解，邪陷营血则脉多细数、沉数。笔者临床体会脉象由洪大滑数突转沉细频数，往往血压亦多迅速降低，出现中毒性休克前期症状。此时应迅速采取育阴、生津、益气的方药，笔者临床常合用增液、生脉之剂，急煎投服，可防其突变。

（2）舌质

温热病临床如见舌质红深、绛紫而少津，中医认为是热灼营阴之象，往往提示缺钾之可能，可用补钾的方法来纠正。因而设想，温热病舌质红深、绛紫与血钾水平是否有一定内在关系？笔者将在今后工作中继续探索学习。

（3）舌苔

温热病有时会出现舌苔黄燥、黑褐甚至芒刺，高热不解，大便秘结。此时，苦寒泄热或甘寒清解不易奏效，应急下"存阴"。结合现代概念，这可能与清除肠道毒物有关。这些由肠道细菌酵解产生的毒物，往往易引起自身中毒，而舌苔的特性，确能为临床处理提供帮助。

科研求索

4. 疗效初评

本方与土霉素治疗一般感染退热时间 30 小时相比，有所缩短，临床疗效优于土霉素。本方与青、链霉素治疗肺炎，退热时间 3 至 5 天相比，多数病例的退热时间很接近，虽然有少数病例病程稍长，不够满意，但考虑到本方无明显副作用，因此认为可考虑作为治疗肺炎患者的首选方药。

银柴合剂治疗上呼吸道感染的临床观察

◎ 重庆市中医研究所

一、一般资料

本所收集 51 例上呼吸道感染的病例，51 例中男性 21 例，女性 30 例。除一例为 8 岁儿童外，其余均系成人。其中，工人 26 例，农民 3 例，解放军 1 例，干部 8 例，其他 13 例。

51 例均有发烧，计体温 37.5 ～ 38℃的 14 例，38 ～ 39℃的 24 例，39℃以上的 13 例。咽部充血的 43 例；扁桃体肿大的 12 例；咳嗽的 36 例；咽痛的 24 例。白细胞总数多无明显改变，小于 5000/mm³ 的 2 例，大于 10000/mm³ 的 9 例。

二、治疗方法

全部使用银柴合剂治疗，不加用其他药物。处方：柴胡、忍冬藤、薄荷、苇根各 1.5 斤，枇杷叶 1 斤，按常规制作成 1：1 的浓度。剂量：每次 40 毫升，6 小时 1 次；高烧者，4 小时 1 次。

三、疗效

凡治疗后症状、病理体征消失者为痊愈，尚有咳嗽者为有效，症状、体征无变化者为无效。51 例中，痊愈 42 例，有效 6 例，无效 3 例。退烧平均 1.6 天，咽充血消失平均 3.6 天，扁桃体肿大消退平均 2.1 天，咽痛消失平均 2.1 天，咳嗽消失平均 6 天。

四、讨论

1. 中草药单一复方

本文病例，系根据有关临床症状、化验和体征等诊断，在治疗观察过程中，全部未加用其他抗菌药物，因此其治疗效果，可以认为是单一复方治疗所取得的。

虽然，近年来中草药治疗这些疾病的有关报道不断增多，而且某些单位应用草药治病也有较好疗效。但由于中草药存在一定的地区性与季节性，有时不易采摘到，给治疗带来一定困难。银柴合剂方中所选用的中草药，均系常用品种，一般中药房多可配给，较少受地区、季节和城乡等条件限制，似可以弥补某些中草药的不足，为治疗百姓的常见病、多发病增添一个方法。

2. 中医诊治疾病，强调辨证施治

中医对同一疾病的治疗，主张因人、因时、因地而异，对同一人在患病的不同阶段，亦采用不同的治疗方药。同时认为，每一疾病的病因、病机和治则，均有一般规律可循。上呼吸道感染从其临床表现所见，多为外感风热，病在肺与皮毛。银柴合剂即针对其病因、病位特点，根据"治上焦如羽，非轻不举"的原则，选用清热解毒、轻清宣散的药物组成。本方退热作用较为明显，止咳作用则有些不足。由此可见，对于上呼吸道感染病情较轻、病程较短的疾病，只要根据其病因、病机特点，抓住共性，针对主要矛盾，选用相应药物，组成单一复方进行治疗，是可能取得较好疗效的。

3. 银柴合剂中的柴胡、忍冬藤

我所曾进行过药物抑菌试验，发现这两味药物具有较强的抑菌作用。此外，据文献报道，柴胡、苇根均有较明显的解热作用。该合剂疗效之所以较为满意，可能也与此有一定关系。

五、小结

本文报告我所近几年来应用中草药单一复方治疗上呼吸道感染的疗效观察。据51例住院治疗的病例研究，退烧、消除症状的效果均较满意，不亚于古方银翘散。现已扩大应用于病毒性上呼吸道炎、流感、伤暑等多种疾病，四季均可使用。1976年我市曾赶制银柴合剂十万剂，并支援唐山地震，受到工农兵群众欢迎。后交重庆制药八厂正式生产，供销全国。

醒脑静退热的临床研究

◎ 李长茂

中药醒脑静注射液，是上海市中药制药一厂采用现代科学方法，由原"安宫牛黄丸"减味，保留了牛黄、黄连、黄芩、山栀子、广郁金、冰片、朱砂等改制而成的新品种。本品可以静脉注射，具有清热解毒、镇惊、开窍的作用，适用于热病高热、昏迷、惊厥等症。我们曾用于25例急性高热病例，退烧作用较好，特作如下介绍。

一、临床资料

1. 体温

本组均系急性发热病例。应用醒脑静主要观察其退烧作用，因此体温是观察的主要指标（见表1）。

表 1　本组治疗前最高体温统计

体温（℃）	41 ～ 40	39.9 ～ 39	38.9 ～ 38	37.9 ～ 37.6	合计
例数	6	8	9	2	25

2. 血象

周围血白细胞计数、总数及中性粒细胞百分比多数增高；但亦有部分明显的低于正常。

3. 诊断

本组诊断为上呼吸道感染高热者 11 例，慢性支气管炎急性感染 3 例，急性扁桃体炎 2 例，急性肠炎 2 例，急性菌痢 1 例，热射病（高热型中毒）3 例。共 25 例。

4. 治疗

本组全部采用单一醒脑静治疗。给药途径有三。

（1）静滴法

每 500 毫升输液中加醒脑静 10 ～ 20 毫升，根据病情决定用量，每日最多 60 毫升，最少 10 毫升，平均 30 毫升。

（2）肌注法

每次肌注 2 ～ 4 毫升，每日二次。

（3）穴封法

针头刺入曲池穴，取得酸、麻、胀感后，每穴注入醒脑静 1 ～ 2 毫升，每日二次，两侧交替进行。

二、疗效观察

1. 用药后体温下降时间

用药后体温降至正常者 21 例（占 34%），最短 3 小时，最长 92 小时。另 4 例中"慢支"感染 2 例，药后体温下降 1℃以上，但一例低热持续，1 例停药复升，再用药恢复正常；还有菌痢 1 例，体温虽有下降，但腹泻等症改善不快，后加用了他药。以上 3 例，尚属有效（占

12%），总有效率为 96%。仅中暑 1 例，用药 3～4 天，持续高热不降，每日最高温度相差小于 3.5℃，后改用他药，故属无效（占 4%）。上呼吸道感染高热、轻型肺炎、急性扁桃体炎、急性肠炎等疾病的患者在用药后 60 小时内，体温下降至正常，但对"慢支"感染、急性菌痢、热射病的疗效较差。

2. 用药后体温下降幅度

本组病例，用药后 24 小时内，除 2 例体温继续上升，1 例体温始终无变化外，其余 22 例，均有不同程度下降。例 11 下降最多，达 2.7℃，例 8 虽下降 3.4℃，但因合用了一次安乃近穴封，故不能作为醒脑静降温的最大幅度。同一药物不同给药途径，其降温效果不同。本组以静脉滴注降温较快较好，肌肉注射次之，穴位封闭较差。

3. 用药反应

应用醒脑静过程中，患者表现安静，温度下降时很少出汗。

三、讨论

1. 退烧作用

前述资料可以看出，醒脑静对以呼吸系统感染为主的发热有较好的退烧作用。尤其是静滴法给药，作用既快又好，这不仅说明了药物本身的作用，而且提示我们改革中草药剂型及给药途径，实属提升中医处理急症能力的重要创新方法。但必须指出醒脑静的抗菌作用仍显不足。笔者曾用本品做抑菌实验，结果表明其对绿脓杆菌、大肠杆菌轻度抑制，对金黄色葡萄球菌中度抑制。因此对慢支感染、菌痢等有器质性改变的感染性疾患，特别是革兰阴性杆菌感染的疾患的作用较差，甚至无效。

分析其退烧的原因可能有三：一是药物的作用，二是输液的作用，三是机体对温度的自身调节作用。我们发现穴封法 2 例、肌注法和静滴法各 10 例（各除外了药后体温继续升高的 1 例，静脉滴注法还除外无效的 1 例）在药后 24 小时内，体温平均下降幅度比为 0.4∶1.51∶1.69。比值数大为优，则静滴法＞肌注法＞穴封法。后二法均未补液；肌注法用药量大，作用也大；穴封法未显示出特异疗效，只有 2 例尚难定论，但支持与药量大小有关的论点。静滴法的给药量比其他两法都大，而且药物直接进入血液，浓度亦高，所以它的作用优于其他二法。因此，药物的作用是患者体温下降的主要原因，补液为辅助条件，自身调节是战胜病邪的内在基础，三者不可偏废。

2. 药物作用

清代吴瑭所著的《温病条辨》对安宫牛黄丸的方义解释为"此芳香化秽浊而利诸窍，咸寒保肾水而安心体，苦寒通火腑而泻心用之方也"。全方 12 种药，配伍精湛，而上海市中药制药一厂通过临床实践，提炼出了其中的七种药：牛黄、黄连、黄芩、栀子、郁金、冰片、朱砂。该厂着重选取了苦寒泻火的牛黄、黄连、黄芩、栀子，芳香化浊、开窍的郁金、冰片，而朱砂既可泻心火、安神，又可坠痰、镇惊。他们摒弃了原方贵重奇缺的犀角与麝香，无关紧要的珍珠，有毒药物雄黄、金箔衣。通过临床反复验证认为：退烧的药力尚专，体温下降较快，而且避免了热郁昏聩、神昏谵语等并发症的发生。醒脑静作用于人体后，我们观察有下列特点：①降温过程患者很少出汗；②用药过程患者安静舒适，没有一例发生神昏谵语。分析：醒脑静属于清心开窍剂，其退烧作用，不是通过发汗，而是像吴氏所说的"从内透出"。至于用药过程患者安静舒适，这正是醒脑静清心开窍作用的体现。反之热势猖獗，邪陷心包，就可能会出现神昏谵语、躁动不安了。

3. 证候归类

本组急性发热病例，其中"上感"、肺炎、慢支感染、扁桃体炎以及急性肠炎等，早期均具有太阳温病的特点：头痛、身痛、发热不恶寒或微恶寒、有汗或无汗、口渴或不渴、轻微咳嗽、午后发热、两寸脉大而动数、唇舌稍红、舌苔微黄等症。同时各病又显出各自的特点，如慢支感染、肺炎等病表现为咳嗽、咳痰加重，肠炎、菌痢等病伴随的腹痛、腹泻症状较为突出；扁桃体炎往往引起扁桃体肿大而疼痛，并出现脓点。部分病则与热射病早期一样，出现阳明温病（经证或腑证）或暑温表现：但热不寒，面目俱赤，呼吸粗大，语声重浊，口舌干燥，大便燥结，小便黄赤，舌红苔黄、甚则色黑有芒刺，脉象洪大或沉数有力，甚则反小而实。出现湿温表现的患者较少。此外，由于我们在疾病早期即给患者静滴醒脑静，他们的体温下降较快，没有出现热陷厥阴（心包）引起的神昏谵语、手足抽搐等症状。

【作者简介】

李长茂（1927—？），山西吕梁人，首届中医学院医本科毕业生。此后一直在第三军医大学中医科从事教研工作。曾任中医科主任、中医教研室主任多年，兼任重庆市中医学会常务理事多年。离休后受聘于重庆市中医专家门诊部工作多年，扩展了临床接触面，充实了早已形成的咳喘病、胃肠病、肾脏病及小儿癫痫等专长，尤其对"癫狂痫专科"影响深远。作者经西医药学基础培训和中西医结合病房深造，为中西汇通奠定了基础。曾在国内医刊上发表论文10余篇。著有《秘验奇珍》一书，是作者临床经验的精华。

青蒿素治疗高热的退热疗效观察

◎ 杨帮平

青蒿系菊科一年生植物。历代医家将其作为清热解暑、治骨蒸痨热之要药，而尚少见单用此药治疗高热病的报道。我们与省中药研究所配合，利用青蒿水溶性部分（初步研究其中主要含羟基香豆素）治疗有高热的呼吸道感染患者27例，取得了较为满意的退热疗效。现小结如下。

一、病例选择

流感17例，肺炎1例，急性支气管炎2例，慢性支气管炎2例，慢性支气管炎急性发作2例，普通感冒5例。

二、临床资料

1. 男 18 例，女 9 例，年龄 5 岁以下 6 例，5～15 岁共 5 例，15 岁以上 16 例。住院 23 例，门诊 4 例。

2. 患者多为高热，头昏痛较重，伴有身痛或鼻塞、喉痛、咳嗽等症状。热程及体温见表 1。

表 1　热程及体温表

	热程			体温		
	1～3 天	4～5 天	7 天	38～39℃	39.1～40℃	40℃以上
例数	16	8	3	6	12	9
总数	27			27		

3. 感冒患者白细胞总数均正常或稍低，其余患者有程度不等的增高。

4. 脉象多浮数，舌质红，苔多薄黄，少数薄白。按中医辨证均属温热病，病邪多在卫分，少数在气分。

三、治疗方法

成人每次 8 片，日 3～4 次，饭后服。小儿酌减。

四、退热效果观察

具体退热效果，即用药后体温降至正常的时间见表 2。

表 2　用药后体温降至正常的时间

体温正常时间	12 小时	24 小时	2 天	3 天	4 天以上
例数	6	14	3	1	3
总数	27				

有效 23 例（指体温在 2 天内降至正常），占 85%；无效 4 例（2 天以上体温下降不显著），占 15%。随着体温下降，多数患者全身症状均有显著好转或消失，但对局部炎症疗效较差。

典型病例

杨某，男，5岁。

患儿畏寒，发烧，流汗，头、身痛一天，有流感接触史。查体温40.3℃，眼结膜及咽部充血，心肺（–），舌红，苔薄白，脉浮数。

服青蒿素4片，日4次，20小时左右体温降至正常，诸症锐减，迅即痊愈。

五、体会

1. 我们观察同期未经治疗的感冒及流感患者，热程常较长，多在三天以上，易出现并发症，而用青蒿素后体温迅速下降。如有6例患者用药两次后即出现微汗，完全退热，顿感诸症显著减轻，从未出现大汗虚脱等。此点显然优于其他峻烈的解热剂，故尤适用于小儿及年老体弱者。部分病例出现服药多次后胃部不适的情况。

2. 有4例无效患者，热程在5～6天，为支气管炎及肺炎，白细胞总数偏高，用青蒿素后无效。因此我们认为，此药对病毒性的感冒退热作用较好，如有并发症或细菌感染，则疗效差。我们推测，此药除有解热作用外，还有一定的抗病毒作用。至于解热机理，有待今后进一步研究。

3. 青蒿药源广泛，遍布全国各地，价极廉，使用方便，故不失为治疗常见呼吸道疾病引发高热患者之有效药物，有进一步推广应用的价值。

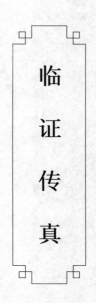

临证传真

风温

案一

◎ 蒲朝刚

王某，女，3岁。

高烧（体温 39～40℃），午后尤甚，头额疼痛，微咳，曾连续使用青、链霉素，APC 及四环素等药一周，无效，于 1972 年 4 月 29 日改服中药。

患儿面赤体热，舌红，苔白黄而腻，脉数。

时值春温季节，细雨连绵，人病多湿。脉证合参乃属风温夹湿。

拟以辛凉宣透、芳香化湿重剂。

处方：葛根 15 克，茵陈 15 克，藿香 6 克，薄荷 9 克，薏苡仁 15 克，芡实 15 克。

药尽一剂热退身凉，唯食少神差。再与五味异功散益气开胃，调理 2 剂告愈，随访未见复发。

【编者按】

风温一名，最早见于汉代《伤寒论》："若发汗已，身灼热者，名曰风温。"唐代《备急千金要方·辟温》沿用这一概念，并创制出"葳蕤汤"滋阴解表。但此处的"风温"主要指阴虚外感风热，并非后世所言之急性外感热病，因此王孟英在《温热经纬》卷四谈到"此言温病误汗，热极生风，故曰风温，乃内风也，非冬春外感之风温。"宋代《类证活人书》的作者朱肱认为"伤于风热，风热相搏"是外感风温的病因病机，治之"不可发汗"，乃选用辛凉发表、甘寒清热之千金葳蕤汤、瓜蒌根汤、知母葛根汤等方治疗，可谓是后世温病学的前身。明代陶华、李中梓等仍沿用其方。清初叶天士在《三时伏气外感篇》中说："风温者，春月受风，其气已温……经谓春病在头，治在上焦，肺卫最高，邪必先伤，此手太阴气分先病，失治则入手厥阴心包络，血分亦伤。"从而指出风温实质是新感温病，阐明了其病机特点及传变规律。清中期陈平伯在《外感温病篇》提出"风温为病，春月与冬季居多"，明确了本病的发生季节。清末林佩琴在《类证治裁》进一步探讨了风温的病机及症状："风属阳，温化热，两阳熏灼，先伤上焦，上焦近肺，肺气既阻，致头胀脘痞，身热汗出。"在治疗中提到："宜微苦以清降，微辛以宣通。杏仁、香豉、郁金、瓜蒌、橘红、山栀、薄荷、牛蒡。忌辛散劫津。"后世医家基本得出较为统一的观点，风温病初在肺卫，故治疗时以表散外邪，透邪外出为主。本病与春温因发病时节相近，临床上应当加以区分。叶氏认为："春温一证，由冬令收藏未固，昔人以冬寒内伏，藏于少阴，入春发于少阳，以春木内应肝胆也。"因此春温发病初起多见身热、烦渴、口苦等少阳郁热的症状，同时真阴不足的表现也较突出，极易内传营血、灼伤真阴。简言之，感受风热邪气、初起以肺卫表热证为主的是风温，感受温热病邪、初起即以里热为主的为春温。

本案患儿于四月春暖时值细雨连绵之际发病，温热邪气夹湿侵犯肌表，同时在治疗早期大量服用苦寒之抗生素类药，冰伏其邪，卫气被重遏，而见面赤高热，舌红，脉数之象；风热久郁不解，入阳明经表，更兼夹湿，清窍为之壅塞，正中"浊邪"害清之象，故头额疼痛；邪气外郁卫表，内犯娇脏，致肺失宣肃而咳嗽；时值春雨绵绵，湿气氤氲，内有寒凉伤脾，内生痰湿，故苔见腻象。综合以上，可诊断为风温夹湿。邪在肺卫，又与湿合，治疗以辛凉解表、利湿化浊为法，使风热"不与湿相搏，势必孤矣"。故方中用葛根为君，其味辛性凉，发表解热，直祛太阳、阳明二经之表邪；藿香辛而微温，助葛根开腠理，芳香化湿；薄荷为小儿辛凉解表之要药，既能助葛根疏风散热，又能助藿香芳香辟秽，三药共起"透风于热外"的效果。茵陈为茵陈蒿的嫩芽，具有少阳生生之气，能疏利三焦，《本草正义》谓之"荡涤肠胃，外达皮毛，非此不可"，在此与生薏仁共利湿热；小儿脾常不足，故加芡实以健脾除湿，使辛凉清利不伤脾，此三药共起"渗湿于热下"之效。全方共奏辛凉宣透、芳香化湿之效而能一剂奏效。幼儿大病后当注意调补脾胃，该患儿高热虽退，但食少神差，是日前邪热耗气伤津、过服寒凉药品所致的脾胃虚弱，故予五味异功散善后。

案二

◎ 赵学渊

何某，女性，成年人，前进大队社员。

五天前，突然发冷发烧，体痛肢楚，肌热无汗，经诊治，予青霉素、链霉素肌注，并内服解热剂，三天后，未见好转，症状基本同前。查血：白细胞总数 13900/mm³，中性粒细胞 83%，淋巴细胞 15%。继续与青、链霉素肌注，两天后，仍无起色。患者自愿服中药治疗。

初诊

仍然身热恶寒，体酸头痛，伴见干咳无痰，咳时牵引胸痛。口苦纳呆，气喘，渴而喜饮，脉搏浮数，舌苔白微腻。听诊，右下肺有明显湿啰音。胸透，右肺有炎症存在。证属风寒束肺、郁热不解。治宜宣肺透邪，以先解其外。

处方：竹柴胡三钱，羌活二钱，苏梗四钱，云前胡三钱，威灵仙二钱，淡豆豉四钱，法半夏三钱，菖蒲钱半，泡参五钱，陈皮二钱，鱼腥草一两。一剂。

二诊

服药后，汗出热退，体痛已减，精神较爽，但仍呛咳不已，口渴喜饮，咽壁微红，有化热倾向，治宜清肺化痰，养胃生津，仿千金苇茎汤意。

处方：鱼腥草一两，清明菜两半，败酱草六钱，芦竹根六钱，肥玉竹四钱，桑白皮五钱，天花粉五钱，京半夏四钱，冬瓜仁五钱，牛蒡子三钱。一剂。

三诊

服上方后，食欲好转，呛咳减轻，吐白色泡沫痰，肤热退尽，二便正常，脉缓舌正。听诊：肺部湿啰音大部分消失。查血：白细胞总数 3200/mm^3，中性粒细胞 63%，淋巴细胞 37%。胸透：正常。

患者热虽退而汗易泄，病虽除而正偏虚，故仍再守前法，佐以扶正，以巩固疗效。

处方：潞党参五钱，白术四钱，山药六钱，京半夏四钱，玉竹五钱，杏仁三钱，冬瓜仁五钱，黄芪三钱，陈皮二钱，鱼腥草一两，清明菜一两。两剂。

【原按】

本病属于中医学"风温病"范畴，故前人有"温邪上受，首先犯肺"的提法。因而本病的基本性质属于温热之邪，虽多由外感风寒所诱发，但常为短暂的表现。故本病最易寒从热化，出现温热病的一系列症状。然亦有因为当表失表，或表不及时，或表之太过，或表不如法，而引起邪恋不解，郁热深伏不透，以致肺失清肃。盖肺主气而合皮毛，一有郁闭，则邪无出路矣。本例虽经数日之久，但恶寒体痛之症犹在，乃表邪未解之征。虽有身热之症，苦寒泻火难以堪施。仍应辛凉透邪，宣畅肺机。故药后汗出表和，肌热下降，体痛消失。当此转折之际，病有化热之势，则又当针对肺部病变，采用清热解毒、清肺化痰之剂，以直捣巢穴，使邪无容留之地。同时佐以养胃生津之品，不但可清余热，且有利于体液之恢复，因而获得较为满意的疗效。

【编者按】

《素问·玉机真脏论》曰："是故风者百病之长也，今风寒客于人，使人毫毛毕直，皮肤闭而为热，当是之时，可汗而发也。"指出感受风寒，表阳被遏，阳气闭郁于内可致发热。风寒不去，极易郁而化热，转风热之证。《症因脉治·发热总论》言：“头痛身痛无汗恶寒，发热拘紧，此表邪发热也。”描述了风寒发热的临床表现，并叙述了可引起风寒发热的各种病因：“或时令当寒，或非时暴寒，或早晚受寒，体虚不谨，则感冒而发热。”《素问·阴阳应象大论》言：“其在皮者，汗而发之。”不管风寒是否化热，均属表证，表邪应采用解表法治疗。

　　本案患者初诊时，身热恶寒、体酸头痛明显，提示风寒较重，但气喘、口渴、脉浮数提示化热之势，辨为风寒束肺、郁热不解之证，治疗以柴胡、羌活、威灵仙解表透邪为法；虽干咳无痰，但苔白微腻，说明并非燥热，而是肺气郁闭，痰湿不得外出，乃用苏梗、前胡、半夏、陈皮、石菖蒲、淡豆豉、鱼腥草，化痰宽胸；泡参，乃是南沙参之别称，能润肺、化痰、益气，使诸药不伤娇脏。全方凉温并用，既不温热助邪，亦无寒凉郁遏之弊。二诊风寒已解，痰热闭肺之象明显，改用清肺化痰，养阴生津法，祛除有形之痰邪，则热气自无所依；方中清明菜，又称鼠曲草，是西部地区常见草药，专入肺经，能祛风解表，清热解毒，化痰止咳（《中华本草》），与其余诸药共奏清肺止咳、祛痰排脓之效；三诊邪退正虚，须防邪乘虚而入，乃取香砂六君意，健脾益气，固表实卫，巩固疗效。

春温

案一

◎ 王建孚

王某，男，18岁，住院号：32250。

因挖土时不慎，土方塌下，压其大部分身躯，后由土中挖出，当时昏迷，人事不省，经急救处理，由外地送来我院住外科治疗。发现胸、腰椎均有骨折，下肢截瘫，经治稍好，复于二十余日后，突然寒战高烧，头痛呕吐，颈项强直，据检验科报告，脑脊液培养为"绿脓杆菌生长"，曾用大剂量抗生素，高烧仍不下降。且上述症状逐渐加重，嗜睡昏迷，呻吟不已，西医诊断为"绿脓杆菌化脓性脑膜炎"。加用A.C.T.H 多黏菌素及输血等治疗，不加赘述，兹将中医之辨证施治介绍如下。

初诊

始由外伤，伤及脊椎，下肢瘫痪，继之热毒乘虚内侵，热极生风，肝风内动，致令痉厥抽搐，高烧 41～43℃，午后尤甚，头痛异常，呕吐项强，角弓反张，脉来弦劲不和，舌质红赤少苔，病情危笃，治以平肝息风兼化秽开窍之品，拟羚羊钩藤饮加味。

处方：羚羊角粉五分（兑服），天麻四钱，钩藤四钱，白菊花五钱，金银花一两，全蝎四钱，连翘五钱，炒僵蚕三钱，黄芩四钱，川黄连三钱。二剂。水煎服，日一剂。

另用紫雪丹二钱，每四小时服五分；安宫牛黄丸，每六小时服一粒。

二诊

高烧渐退，神志稍清，头痛减轻，项强稍和，再以前法进治。前方去芩、连，加蜈蚣一钱，胆南星二钱，安宫牛黄丸，如前服用。

三诊

头痛项强更减，抽搐已止，惟仍逐日午后高烧，口渴思饮，汗泄甚多，是系肝风虽息，而气营两燔，拟清瘟败毒饮加味主治。

处方：犀角粉八分（兑服），生地黄五钱，玄参四钱，麦冬三钱，泡参五钱，生石膏一两，知母三钱，黄芩三钱，川黄连三钱，金银花六钱，连翘四钱，钩藤四钱，甘草三钱。二剂。水煎服，日一剂。

四诊

病情已逐渐好转，高烧已退，有时因输血反应发烧，不久即退净。鉴于病员久病之后，气血大虚，以后数诊，均以气血并补为发，用八珍、十全等调理善后。

【原按】

烧伤，如创面发现绿脓杆菌生长，均有"谈虎色变"之虑，此例病情，危笃，体温高达43℃，抽搐痉厥，角弓反张。中医认为病属温热范畴。奋力抢救，使病情转危为安。这足以说明，中西医结合的优越性和重要性，我们中医方面只尽了一点微薄之力。兹特录之，以供参考。

【编者按】

脑膜炎没有相应的中医病名，一般医家将此类疾病归属于中医温病范畴。本案患者因外伤，气血巨耗，热毒乘虚侵袭，热盛于内引动肝风所致。一诊，热邪炽盛，扰乱心神，故高热神昏；热毒上扰清窍，故头痛；肝主筋，血热窜扰经脉，灼伤肝阴则肝风内动，故经脉拘急、角弓反张，脉来弦劲不和；舌质红赤少苔，为血热内郁伤津之象。以上均提示病情急重，宜平肝息风、化秽开窍，分别用羚羊钩藤饮凉肝息风、增液舒筋，紫雪丹、安宫牛黄丸清热、开窍、止痉。药后二诊热势稍退，痉厥渐缓，乃去苦寒直折之芩、连，以防冰伏其邪，使热邪愈遏愈深，反不易外解。乃加南星、蜈蚣，祛风痰，定惊搐。三诊痉挛止，予清瘟败毒饮，此乃白虎汤、犀角地黄汤、黄连解毒汤三方加减而成，共奏清气凉营之效。大病之后气血俱损，以气血双补、扶助正气善后。临床上脑膜炎病势急，应当及时救治，可中西医结合，以免贻误病情。

案二

◎ 邵华

张某，9岁，女，因持续高烧，神昏4天，于1978年1月6日入院。

患儿神志恍惚，面部潮红，反应差，不语，体温40℃，脉搏156次/分，呼吸36次/分，血压90/60mmHg，白细胞17400/mm³，中性粒细胞 84%，淋巴细胞 16%，血沉 40 毫米/小时，经腰穿查脑脊液，发现细胞总数 100%，白细胞 64%，其分类中性粒细胞 14%，淋巴细胞 86%，潘氏试验阳性，氯化物 583 毫克，蛋白质 150 毫克，糖 100 毫克，脑电图为广泛重度异常，临床诊断"病毒性脑炎"。经用红霉素、地塞米松治疗，体温控制于正常，但患儿仍神志不清，反应差，昏睡，颈似有抵抗，不能说话和进食，偶尔有恶心呕吐。

1 月 16 日一诊

病情如上述，患儿面红，舌质红，苔白腻，脉滑数，拟用清热解毒、芳香开窍法。

处方：连翘 10 克，金银花 10 克，板蓝根 30 克，藿香 10 克，石菖蒲 10 克，陈皮 10 克，甘草 3 克，木香 10 克，丁香 3 克。3 剂，煎服。

1 月 20 日二诊

药后，恶心呕吐现象好转，再追溯其病史及目前症状，患者起病急，初起即见高热，神昏，至今仍神志不清，口唇干燥，烦躁不安，不语，吞咽困难，舌不能伸出，咳嗽痰多，恶心呕吐，消瘦，手足不时抽动，舌质红，舌苔白腻，脉滑数，证属热痰上扰，蒙闭心窍。宜急用豁痰开窍法，兼清余热。

处方：法半夏 30 克，陈皮 6 克，胆南星 6 克，竹茹 6 克，连翘心 6 克，黄连 3 克，石菖蒲 8 克，大青叶 10 克，远志 6 克，甘草 3 克。7 剂，煎服。

1 月 30 日三诊

药后病情稳定。但每次醒后仍烦躁，不语，哭闹，至 28 日烦躁更甚。只能用异丙嗪或氯普噻吨等控制，当日晚 7 时，哭闹抽搐加重，口唇向左侧歪斜，嘴嚼肌痉挛，持续 30 分钟，当时考虑为"病毒性脑炎去皮层综合征"。病势危险，即下病危通知，舌暗红，苔白腻，脉滑数。考虑前方中豁痰开窍、镇痉息风之力不足，故更上方。

处方：胆南星 10 克，陈皮 10 克，法半夏 12 克，茯苓 15 克，竹茹 15 克，连翘 30 克，天竺黄 10 克，黄连 6 克，大青叶 15 克，石菖蒲 10 克，远志 10 克，郁金 10 克，钩藤 15 克，太子参 30 克，安宫牛黄丸 2

粒。

2月1日四诊

经服上药1剂和日服安宫牛黄丸2粒后，昨晚安静入睡，无吵闹，今晨起神志逐渐清醒，能发笑，对所提问题能点头示意，但仍不语，已不抽搐。双上肢肌张力已减低，舌质红，舌苔白稍腻，脉数。病情好转，再服豁痰开窍、平肝息风之剂。

前方继续服用，加服紫雪丹二粒。

2月11日五诊

痰明显减少，神志逐渐清醒，能说话。但吐字不清，乏力。舌苔薄白，脉细数，以健脾益气、滋阴养血法调理。

处方：太子参30克，玄参10克，麦冬10克，党参15克，怀山药15克，茯苓15克，黄连6克，白术15克，法半夏10克，钩藤15克，远志6克，当归10克。煎服。

2月24日六诊

患儿智力恢复较快，言语、动作、思维明显进步，但仍吐字不清，胃纳少，汗多，舌苔薄白，舌质红而干。证属气阴两虚，给予扶正调理。

处方：黄芪15克，党参15克，白术15克，茯苓15克，黄连6克，法半夏6克，陈皮10克，砂仁8克，牡蛎30克，山楂、神曲各10克。煎服。

经脑电图复查基本正常，故于3月27日病愈出院。

随访：患儿经在家调理1个月后恢复较好，体重64斤，双手握力增加，能跑步。言语、智力恢复正常。

【原按】

病毒性脑炎，系由病毒感染所致。中医学根据其发病季节及表现，辨为冬温，其发病原因无非是素体虚弱，感受冬日非时之邪而发病。雷少逸说："冬应寒而反温，非其时而有其气，人感之而即病者，即为冬温。"这说明冬季感受非时之邪是新感温病之重要原因。此例患儿初病就现高热、神昏，继之烦躁、抽搐，实属温邪逆传之危症。病儿入院后虽用激素、抗生素等使体温得到控制，但其神昏及肝风内动情况始终不能控制。1月30日中医再次会诊时，除上述症状外，病儿兼有痰多，舌苔白腻，脉滑数，证属痰热上扰，蒙闭清窍。经重用豁痰息风之剂，加服安宫牛黄丸和紫雪丹醒神开窍之品后，其上述症状才得到缓解。这说明应用豁痰开窍、平肝息风之品，对该患儿转危为安起了明显的作用。

【编者按】

病毒性脑炎大多数由肠道病毒引起，一年四季均可发生，由于病毒侵犯的部位和范围不同，病情不一，属于温病范畴。本案发病季节为冬春之交，患者起病急，初起即见高热、神昏，故属春温。《重订广温热论·开透法》记载："温热伏邪，内陷神昏，蒙闭厥脱等危症……虽由于心肺包络及胃、肝、脾、肾、任、冲、督等之结邪，而无不关于脑与脑系。盖脑为元神之府，心为藏神之脏，心之神明，所得于脑而虚灵不昧，开智识而省人事，具众理而应万机。但为邪热所蒸……血毒所攻，则心灵有时而昏，甚至昏狂、昏颠、昏蒙、昏闭、昏痉、昏厥，而全不省人事矣。"指出神志异常均与脑系相关，温热邪毒是重要的病因。

本案病机除了温邪上攻，热入心包以外，更有邪热炼液成痰，随热上蒙脑窍，以至神机失用，不省人事，痰热惊风。《景岳全书·小儿则·惊风》有言："盖急惊者，阳证也，实证也，乃肝邪有余而风生热，热生痰，痰热客于心膈间，则风火相搏，故其形证急暴而痰火壮热者，是为急惊，此当先治其标，后治其本。"该患儿初诊时神志不清、昏睡乃热毒夹痰、闭阻脑窍所致，急以清热解毒、芳香开窍治疗。一诊用金银花、连翘、板蓝根清热解毒，石菖蒲、陈皮开窍化痰，藿香、木香芳香辟秽，顺气化痰，丁香止呕温胃，以防寒凉伤中；二诊神志仍差，细问病史，知咳嗽痰多、恶心呕吐、舌质红、舌苔白腻、脉滑数均为痰热之象，前方化痰清热不足，故以豁痰开窍为法，以导痰汤为基，并加大青叶、黄连、翘心以清心营热毒；三诊痰热仍未去除，且出现抽搐等动风之象，故加强方药豁痰开窍、镇痉息风之力，以涤痰汤合菖蒲郁金汤，送服安宫牛黄丸；四诊更加服紫雪丹清热息风；五诊后神志明显清醒，痰热象退去，以补益脾胃、益气养阴等法治疗扶正，以复其本，终获满意疗效。

附案

痿病（脑膜炎后遗症）

◎ 卿汝贤

患儿陈某，女，6 岁，住本市綦江石角新民公社新民大队。

1977 年 10 月 17 日初诊

患儿父亲代述其因病（发热）住某医院 50 多天，诊断为脑膜炎，抽过一次脊髓。现来我院中医科诊治，目前患儿咳嗽，气喘，喉间痰鸣，呕吐，口渴，不能说话，大小便失禁，不能站立行走（瘫软），但四肢未萎缩变形，其余未见异常。诊得舌质红，苔中黄边白腻，脉弦数。

辨证：痰热壅肺，痰迷心窍。

治则：清热祛痰开窍。

处方：杏仁 9 克，京半夏 9 克，石菖蒲 9 克，前胡 15 克，旋覆花 9 克，鲜芦根 60 克，酸枣仁 9 克，苏子 12 克，麻黄绒 9 克，款冬花 9 克，紫菀 9 克，沙参 18 克，石膏 30 克，甘草 9 克。3 剂，水煎服，多次少量饮服。

10 月 31 日二诊

患儿说话逐渐清楚，咳喘大减，大小便已不失禁。但不知道脱裤子，已能站立行走。脉象细数，舌质红，舌苔淡黄，宜清化痰热开窍并调理脾胃。

处方：沙参 18 克，白术 12 克，茯苓 15 克，半夏 9 克，石菖蒲 9 克，女贞子 24 克，酸枣仁 12 克，山药 24 克，陈皮 9 克，甘草 6 克，麦芽 12 克，水竹茹 30 克，谷芽 12 克，鲜芦根 60 克。3 剂，水煎服。

11月10日患儿双亲来院告诉：患儿病已痊愈，说话清楚，基本自己可以解大小便，轻微咳嗽，食欲大增，行走活动未见异常，照10月31日方再进2剂以巩固疗效。

【原按】

此例患儿系脑膜炎后遗症，痰热壅肺，痰迷心窍是主要矛盾，抓住主要矛盾，用清化肺热之麻杏石甘汤化裁，以清热祛痰开窍，久病伤及脾胃，故继用四味汤加减，以调理脾胃兼清化痰热开窍，共服八剂中药，诸症消失。

【编者按】

本案患儿诊断明确，来诊时病发已有50多天，其下肢瘫软、认知能力减退、失语、失禁均为脑膜炎后遗症。本案因脑膜炎迁延不愈，《素问·痿论》云："五脏因肺热叶焦，发为痿躄。"痰热壅肺，肺气不利，故咳嗽气喘、喉间痰鸣。《医宗必读·痿》曰："阳明虚则血气少，不能润养宗筋，故弛纵，宗筋纵则带脉不能收引，故足痿不用。"热扰脾胃，胃失和降，故呕吐、口渴，脾虚失运，肌肉筋脉失养，故四肢痿软。肺中痰热阻绝阳气于上，不得下还，致使二便失禁，正如《伤寒论》357条之麻黄升麻汤证："寸脉沉而迟，手足厥逆，下部脉不至，咽喉不利，唾脓血，泄利不止。"心开窍于舌，痰迷心窍，故不能说话，舌质红，苔中黄边白腻，脉弦数为痰热之征。《证治汇补·痿》说："内热成痿，此论病之本也，若有感发，必因所夹而致。"本病因肺热而起，故先治以麻杏石甘汤为主方加减，清热、祛痰、开窍。方中主要为降逆化痰之药，与麻黄、石膏合用，化痰肃肺，降中有升；芦根、沙参清肺生津，以润肺燥；菖蒲开窍化痰，醒神益智；酸枣仁补心、肝、脾之津血，以养肌肉筋脉。服药3剂则上焦得通，津气得还，诸症大减。小儿脏腑娇嫩，脾常不足，久病损伤脾胃，且兼阴伤未复、痰邪未尽，故二诊方药以调脾胃，益气阴，扶助正气为主，兼顾化痰开窍，共服8剂中药诸症消失。

【作者简介】

卿汝贤（1900—1984），重庆巴县人，重庆市名老中医。出生于中医师家庭，幼读私塾，后随父学医。1925 年开始独立行医，后在綦江隆盛场开设中药铺。1941 年迁万盛场设中药铺，后开设"同生春"诊所。1952 年参加万盛联合诊所，任副主任、主任兼中医医生。1956 年经南桐矿区人民委员会卫生科考核录用为南桐矿区卫生所中医医生。1958 年任南桐矿区人民医院中医师，主治内儿科、妇科疾病，对中医治疗糖尿病有独到见解。

暑温

案一

◎ 卿汝贤

王某，女，38 岁，工人。

1977 年 7 月 26 日初诊

患者自述高热经治疗两天后热退，但喉痛，舌活动受限，说话不清，伸舌时舌偏右侧。五官科会诊检查，无异常发现，不充血，不肿胀，无触压痛。当天又请神经内科会诊，神经内科检查，软腭动度好，咽反应好，舌肌力差，饮水快时出现呛咳。西医诊断，延髓麻痹？（病因待查）。于 8 月 2 日转中医诊治，患者言语不清，伸舌时偏向右侧，口渴，胸部及胃脘胀，其余同上，无异常发现，舌尖红，舌苔黄腻，脉数。

辨证：暑邪内传，风气内动。

治则：清热解暑，息风开窍。

处方：金银花 15 克，连翘 12 克，石菖蒲 12 克，钩藤 18 克，牛蒡子 12 克，射干 18 克，黄连 9 克，玄参 30 克，藁本 30 克，白芷 15 克，牡丹皮 12 克，桔梗 12 克，石膏 45 克，甘草 9 克，广豆根 12 克。煎服，一日三次，三剂。

8 月 16 日二诊

患者说话清楚，舌伸出已不偏，饮水不呛，脉象转正，舌苔未退尽，此乃余邪未尽，照上方又进三剂而愈。

【编者按】

《素问·热论》对于暑病的病因及发病季节进行了讨论："凡病伤寒而成温者，先夏至日者为病温，后夏至日者为病暑。"《金匮要略·痉湿暍病脉证第二》对于暑病的症状及治疗有了进一步的探讨："太阳中热者，暍是也，汗出恶寒，身热而渴，白虎加人参汤主之。"所论治"中热"即为中暑，"暍"为暑之气，因此用白虎加人参汤一清暑热，一补气阴。暑性酷烈，致病力强。暑性火热，伤津耗气；暑气通心，暑热易入营动血；热极易生风，出现神昏、痉厥；暑邪虽为阳邪，但易夹湿。《温热经纬》曰："论暑者，须知为天上烈日之炎威，不可误以湿热二气并作一气，始为暑也。而治暑者，须知其夹湿为多焉。"在治疗上，明代张凤逵在《伤暑全书》中曾提出"暑病首用辛凉，继用甘寒，再用酸泄酸敛"，概括了暑邪在气分的主要治则。临床中应根据暑热之邪在气分、营分、血分的不同，根据各阶段的病证特点而选用辛寒清气、凉营养阴、凉肝息风等治法。本案患者病发盛夏，暑为阳邪，其性炎热，致病力强，暑邪伤人可表现高热症状；舌为心之外候，暑热引动肝风，兼有痰热郁阻心络，风痰阻络，故出现伸舌偏斜之象；暑易夹湿，湿性弥漫，阻滞气机而胸腹胀；舌尖红，舌苔黄腻，脉数均为暑热夹湿表现。针对该病例中暑邪的致病特点，立清热解暑，息风开窍为法。方用金银花、连翘、黄连清热解毒，透热于外，使渐入营血之热毒透出气分而解；钩藤平肝息风，又助银翘疏散暑热；用牛蒡子配伍射干、桔梗、广豆根清热解毒，利咽止痛；生甘草佐助前药解毒利咽，更兼使药调和诸药，益气护中；石菖蒲化痰开窍，合黄连、甘草共清心经痰热，使清热而不助痰，化痰而不助热；藁本、白芷味辛性温以散暑气，燥暑湿；《温热经纬》曰："暑热邪伤，初在气分，日多不解，渐入血分……必用血药，量佐清气热一味足矣。"故佐牡丹皮凉血散瘀、清肝泻火，石膏泻气分之热而生津止渴，气血两清；玄参咸寒，既能滋肾清心以"先安未受邪之地"，又助银、翘、连等物透热转气，暗合《温病条辨》清营汤之真意。

案二

◎ 易仲甫

李某，男，21岁，大坪某厂学工，住土木建筑工程学院，1973 年 7 月来诊。

初诊

患者因发烧住院，症见头昏、头痛、汗多、鼻干、口渴、饮水不多、烦躁、胸脘痞闷、食少神疲、大便基本正常、溺赤，四十天反复高烧。检查肝功正常，心肺正常，无肠伤寒、副伤寒菌属，血沉正常，未得结论，仍住在医院，前来煎服中药。

诊查：面色微黄，精神一般，声音洪亮，神志清楚，唇红舌质赤，苔白腻泛黄，津少，鼻无涕，脉洪滑数。

辨证：暑温夹湿，热重于湿。

治则：清热解暑，宣化湿邪。

处方：甘露消毒丹加减。

茵陈 12 克，广藿香 6 克，金银花 9 克，连翘 9 克，黄芩 9 克，射干 9 克，荷叶 9 克，青蒿 18 克，川贝母 9 克（兑服），薏苡仁 24 克，芦根 31 克，麦芽 9 克，白蔻仁 3 克，滑石 15 克。服二剂。

二诊

发热烦渴，头昏闷重减轻，纳食渐知味，舌质仍赤，苔白腻化退二

临证传真

分之一，黄苔退去。以上方加减。

处方：茵陈 12 克，金银花 9 克，连翘 9 克，黄芩 9 克，射干 9 克，青蒿 18 克，川贝母 9 克（兑服），薏苡仁 24 克，芦根 31 克，白蔻仁 3 克，谷芽 9 克，建神曲 9 克，滑石 12 克，通草 6 克。服二剂。

三诊

发热退去未反复，已要求出院回家治疗。仍照上方再服。三剂，间日一剂，嘱服一周。

四诊

又反复高烧 40℃，到医院注射青霉素仍未退烧，舌质又赤，苔仍薄白腻，少津，脉洪数。

治则：白虎汤合千金苇茎汤加减。

处方：生石膏 31 克，知母 9 克，芦根 31 克，薏苡仁 24 克，瓜蒌皮 12 克，金银花 9 克，连翘 9 克，青蒿 15 克，荷叶 9 克，甘草 3 克，粳米 31 克。服二剂。

五诊

服药发热减退平稳，药完后停药一天又高烧 40℃，脉象、舌苔、舌质同前无甚变化。仍以上方续服二剂，由三楼迁到地屋居住以免受暑。

六诊

烧退未反复，仍以上方加减。

处方：党参 18 克，生石膏 24 克，知母 9 克，芦根 24 克，薏苡仁 18 克，大豆黄卷 12 克，谷芽 9 克，金银花 9 克，连翘 9 克，通草 6 克，荷叶 9 克，粳米 31 克。服二剂。

七诊

病情逐渐好转，发热未再反复，精神愉快，饮食渐恢复正常，舌尖稍赤，白腻苔化退，脉稍数。

处方：竹叶石膏汤加减。

党参 18 克，麦冬 18 克，生石膏 18 克，竹叶 6 克，京半夏 6 克，薏苡仁 10 克，芦根 24 克，大豆黄卷 12 克，谷芽 9 克，荷叶 6 克，通草 6 克，鱼腥草 15 克。服五剂，间日一剂。

嘱其注意不要受暑及感冒，以饮食调理之，服药 16 剂，历时 30 余日，始得恢复。

【编者按】

《冯氏锦囊秘录》："暑为阳邪，故蒸热；暑必兼湿，故自汗；暑湿干心则烦，干肺则渴，干脾则吐利，上蒸于头，则重而痛。暑能伤气，故倦怠。"

正值盛夏时分，暑湿兼具，暑为热之极，伤人则发热；暑性升散，伤津耗气，头昏、头痛、汗多、鼻干、口渴等皆是暑邪上迫清窍、漫及上焦之症；湿阻中焦气机，故胸脘痞闷、食少神疲；津液不得输布，故渴不欲饮；暑热通心，故见烦躁；其小便赤而大便调，是湿热有从下焦前阴外解之机；苔白腻泛黄、津少、脉洪滑数均为暑温夹湿，热重于湿，弥漫三焦之征。

王晋三云："消暑在于消湿去热……湿热既去，一若新秋甘露降而暑气潜消矣。"故治以清热解暑，宣化湿邪。方用甘露消毒丹加减。甘露消毒丹出自《医效秘传》，功可清热利湿，化浊解毒，王孟英谓之"湿温时疫之主方"。《温病条辨·伏暑》曰："暑兼湿热，偏于暑之热者为暑温，多手太阴证而宜清；偏于暑之湿者为湿温，多足太阴证而宜温；温热平等者两解之。"本案前期病机以暑湿为患，与湿温同源而异流，病机皆属湿热类，病位同在气分，弥漫三焦，故化用甘露消毒丹仍可收桴鼓之效。本证非外感疫毒，故前方以甘露消毒丹为基，以青蒿、荷叶、金银花易薄荷，清暑升阳，宣通清窍；麦芽、谷芽、建曲健胃消食，以养中焦；去辛温苦燥之菖蒲，而顺应其病势，引湿热归于小便，用薏苡仁、芦根助滑石，清热利湿而兼顾津液，深谙"救阴不在血，而在津与汗；通阳不在温，而在利小便"之真意。

至四诊高热反复，乃上下焦湿热已解，阳明暑热未尽，同时夹湿蒸于内而亢于外所致，正中叶氏"炉烟虽熄，灰中有火"之言。故予白虎汤清泄暑热、透邪外达，苇茎汤清肺利湿；五诊久受暑热升散，气津已伤，故用白虎加参汤，兼有湿邪未褪，佐以大豆黄卷、通草加强清利湿热；至七诊发热未反复，但邪热存余、津液已伤、湿邪缠绵未尽，以竹叶石膏汤加减，清热利湿、益气生津以善后。四诊以后该例患者病理机转在气分为主，治疗上抓住热伤气分这一关键病机，对症下药能够迅速缓解病情。白虎汤、白虎加人参汤、竹叶石膏汤是治疗气分热盛证的系列方，白虎加人参汤在白虎汤的基础上伴有汗出恶寒、脉虚无力等气津两伤表现；竹叶石膏汤为清补方，用于余热未清气阴两伤。

另外，方中见部分药物用量为31克、62克、93克等，常规认识较难理解，其实是经方派使用《伤寒论》中的计量换算所致。按最新考古资料和文献研究表明，西汉时的一两应是15.7克左右，而东汉时的一两则应是13.8克左右。曾经一段时期，中医界普遍认为汉代一两即是15.7克，未曾变化，但随着东汉时期称量工具的大量出土，学界才发现两汉度量衡存在差异，因此部分年长医家仍使用15.7克为一两的换算习惯来运用，二两则约为31克。

【作者简介】

易仲甫，1982年被评为重庆市名老中医，曾任重庆市第八、九、十、十一届人大代表。

附案

暑厥一

◎ 戴灼文

谢某，男，45岁，工人。

1975年7月，突发头胀痛欲裂，肢冷，经某医院门诊，准备抽脊椎液检查，家属不同意，遂来我院门诊治疗。患者突发头胀痛欲裂，囟门痛甚，手冷过肘，足冷过膝，时发神昏，谵语，烦乱，渴喜饮凉，大便秘，小便涩。脉细数而虚，无苔，舌绛。

神昏，谵语，烦乱，渴喜饮凉，由于热炽灼阴，阴液将竭，囟门属厥阴，突发头胀痛欲裂，囟门痛甚，时在七月酷暑，又在烈日下工作而发脉细数而虚，是暑热直中厥阴所致，肝主疏泄，热结于里，乃致大便秘，小便涩。

辨证：暑热直中厥阴，阴液枯竭，内热郁遏，发为暑厥。

治则：清营泄热，急救阴津。

处方：清营汤加羚羊角。连服三剂痊愈。

【编者按】

《增订叶评伤暑全书·暑厥》："夏月有卒然晕倒，不省人事，手足逆冷者为暑厥。"正值七月，暑热邪气较重，暑气通心，热邪猝中心营，病发迅速，表现为神昏，谵语，烦乱；热邪内陷，阳郁不达，热深厥愈深，故见手冷过肘，足冷过肘膝；热结于里，气机失畅，热伤津液，致大便秘，小便涩。脉细数而虚，无苔，舌绛，是暑热直中厥阴，阴液枯竭，内热郁遏之征，当清营泄热，急救阴津。本病发病急骤，卒然昏倒，不省人事，与中风相似，本病多见于炎热夏日，发病前患者多长期处在高温环境中，且中风多有口㖞眼斜、半身不遂之症，本病则无，二者不难鉴别。《温病条辨·暑温》："脉虚夜寐不安，烦渴舌赤，时有谵语，目常开不闭，或喜闭不开，暑入手厥阴也。手厥阴暑温，清营汤主之；舌白滑者，不可与也。"此处患者舌脉符合适应证，故连服三剂能愈。

清营汤方中犀角、生地黄清营凉血；金银花、连翘、黄连、竹叶心清热解毒，并透热于外，使入营之邪透出气分而解；丹参活血消散瘀热；麦冬、玄参滋养阴液；《雷公炮制药性解》言"羚羊属木，宜入厥阴，木得其平，而风火诸症无能乘矣"，此处用之清热平木防止暑热动风，又能透热转气，使心营之热外解。

【作者简介】

戴灼文，重庆市沙坪坝区中医院老中医。曾任重庆市医务工作者协会筹备委员会委员，第一届重庆市医务工作者协会业务评议委员会委员。

临证传真

暑厥二（流行性乙型脑膜炎）

◎ 陈自强

陈某，男，1 岁 10 个月，晏家大队。

8 月 10 日初诊（年份缺），体温 39℃，抽搐、双目直视、鼻翼扇动、痰鸣、下肢强直、昏迷、无汗、面青麻痹、腹泻、尿失禁、失去知觉，苔灰黑腻，脉沉细数。诊断为流行性乙型脑炎。

8 月 11 日，治疗 1 天后，体温未降，仍为 39℃，余症同前，微有汗出，舌脉同前。诊断为缓解期。

8 月 13 日，体温降至 38.3℃，抽搐已止，双目转和已无直视，鼻翼无煽动，痰鸣消失，面色转润，麻痹消失，已有知觉，小便能控制，舌脉同前。

8 月 15 日，体温有所波动，38.5℃，诸症基本消失，仅有腹泻，脉象转和，苔仍灰黑腻。

8 月 16 日，体温在 38.5℃，仍有腹泻，苔灰黑腻已退。

8 月 18 日，体温 38℃，诸症平稳，仍有腹泻。诊断为乙脑恢复期。

8 月 25 日。体温已正常，37℃，已无腹泻。

经过 16 天治疗，处方 9 次痊愈。

乙型脑炎是西医学的病名，与中医暑温相似，属中医温病的范畴。

本病在辨证时，应区别病邪在表、在里、在经、在腑，而予以不同的治疗。

本案热邪入营入血，伤及脏腑，耗灼津液，病势逆传，出现高热神昏、抽搐、目直视、痰鸣喘气、鼻翼煽动、下肢强直、面青麻痹、腹泻、失尿、喉舌强直、苔灰黑腻、舌质红、脉沉细数等症状。

证候分析：热邪侵犯心包，牵连肺金，气机不肃，故出现痰鸣、喘气、鼻煽，脾土失去调节，故不食反利，肝风内动，故抽搐不已，肾不藏精，故二便失禁，五脏都被热邪所伤。精、气、神三者不能起主导作用，故出现神志昏迷，痰鸣喘气。在这种危急复杂的情况下，应清窍涤痰、解除心热，急救将亡阴亡液之危。

治疗方法：温热病证，治法上最忌伤阴，贵在养阴存津液，随时随地都要注意到治法上不要伤津，具体使用的方剂如下。

处方：

1. 犀角地黄汤

水牛角（代犀角）二钱，生地黄五钱，牡丹皮二钱，白芍五钱。

作用：清热凉血息风。

2. 清窍涤痰汤

云苓三钱，陈皮二钱，竹黄五钱，胆星一钱，朱砂一钱，石菖蒲二钱，水竹茹四钱。

作用：开窍除痰宣闭。

3. 镇痉息风安神

安宫牛黄丸二颗，用于清热解毒，镇痉回舒醒脑，清心包邪火。

4. 西药配合

青霉素 200000 单位 ×20 支，控制感染肺炎和其他并发症。

5. 物理疗法

用竹筒吸取痰液，减少痰涎，防壅塞肺气，降低窒息的危险。

6. 饮食疗法

鲜梨四斤取汁灌于胃，清热泻火，荡涤肠胃。

7. 增液汤加味

生地黄五钱，麦冬五钱，玄参五钱，百合五钱，玉竹五钱，沙参八钱，冰糖一两，石斛八钱。

作用：滋补体液。

8. 四君子汤加味

党参五钱，白术三钱，甘草二钱，扁豆三钱，大豆黄卷三钱。

作用：益气健中，调理脾胃，以善其后。

禁忌：

1. 忌用辛温发汗，如误用了就有伤阴耗液的危险，使病情恶化。

2. 忌下（若有阳明腑证，应急下存阴，不在此例）。

3. 忌利小便（湿邪偏盛，或小便潴留者，应适当应用甘淡渗湿

临证传真

之品）。

4. 忌温燥药（温燥药物也有伤阴的流弊，故不宜用）。

5. 忌冷敷（使热邪留恋肌体而不退）。

【编者按】

《温病条辨·解儿难》言："小儿肤薄神怯，经络脏腑嫩小，不奈三气发泄，邪之来也，势如奔马，其传变也，急如掣电。"本病是暑温邪毒引起的疾病，临床以高热、神昏、抽搐为主症，发病急骤，变化迅速，发病多见于10岁以下儿童，幼儿脏腑娇嫩，故极易出现内闭外脱、呼吸困难等危症。发病季节集中在7～9月的盛夏时节，具有明显的季节性。其病因以热邪为先，高热引起动风，炼液成痰，随风上下而动，加重抽搐，引起神昏，形成恶性循环。在疾病后期，由于长期痰热风动，耗气伤阴，筋脉失养，或风痰阻络，易引起痉病、痿病、痴呆等后遗症。本病病机为暑温邪毒内犯肺、胃、心、肝，热痰风弥漫三焦、脏腑经络。在急性期出现热、痰、风证，以实证为主，关键在于热；恢复期及后遗症期出现热、痰、风证，则以痰、风为多，且以虚为主或虚中夹实。

值盛暑之时，暑为阳邪，易化热化火。该患儿仅一岁余，脏气未充，感受暑邪热毒，直入心营。气分热盛，故高热；热盛动风，故抽搐、鼻翼煽动；热炼津为痰，阻塞气道，故痰鸣；邪热蒙蔽心窍，故昏迷。以犀角地黄汤清热凉血息风，安宫牛黄丸清心开窍，热势渐退，但痰热未尽，以清窍涤痰汤开窍除痰宣闭，使灰黑腻苔退去，进入恢复期。热病后期津液已伤，以增液汤合益胃汤养阴增液，配合饮食疗法增强滋阴之力。小儿大病之后，正气极虚，脾胃后天之本，故以四君子汤益气健脾，扶助正气，促进病愈。

暑痉一（流行性乙型脑膜炎）

◎ 陈自强

杨某，男，1岁，沙溪石门大队。

8月24日（年份缺）初诊，高热不退，指纹青紫，苔黄厚，抽搐，惊叫，尿失禁，腹泻，肢强项强，微有汗出，无双目上视、无呕吐，无囟门突出。

8月26日，仍高热，已无抽搐，诸症同前。

8月28日，体温未降，无惊叫，肢项转和，今日呕吐一次，舌苔渐退。

8月30日，体温降至正常，仅余腹泻一证，紫纹正常，舌苔正常。

9月1日，体温正常，诸症消失。

经过16天治疗，处方9次痊愈。

本案病情较前例为轻，此是暑热夹有湿邪，所以治疗上在清热凉血、息风的同时还要祛湿。

主要方剂：犀角白虎汤加味和温胆汤加味。

处方一（犀角白虎汤）：水牛角一钱，生地黄五钱，牡丹皮三钱，白芍五钱，知母三钱，石膏五钱，粳米三钱，甘草一钱，羚羊角一钱（兑服），上片五分，地龙三钱，钩藤三钱，蝉蜕三钱，竹黄三钱，全蝎二钱，蜈蚣二条。

作用：清热、凉血、息风。

处方二（温胆汤）：菖蒲二钱，石斛三钱，枳实二钱，云苓三钱，半夏二钱，陈皮三钱，建曲二钱，水竹茹四钱，甘草一钱。

作用：开窍利湿和胃祛痰。

服上药各2剂后，呕利大有好转，全部症状消失。以上两案，都用不同的方法，治疗不同的适应证，如痰涎壅盛就开窍涤痰，高热神昏抽搐，就清热凉血息风。

【原按】

上述两个病例（案二、案三），均经县医院确诊为乙型脑炎。由于症状表现不同，采用了不同的治疗方法，取得较好的疗效，特别是前案湿热痰浊蒙蔽心包，故痰鸣喘气，水药不得入口，就采用了清窍涤痰，开闭之法，用竹筒管抽痰，抽出痰液约 100 毫升，使病情转危为安。

【编者按】

该患儿病属乙型脑炎，证属暑热夹湿，病位主要在心肝。暑热炽盛伤及气分，故高热不退；热盛动风，肝阴受邪热煎熬，筋脉失养，故抽搐、肢颈强直；肝在声为呼，肝经热盛故惊叫不止；邪热蒸腾，阻阳气于上焦，不得下还，故二便失禁；纹青紫、苔黄厚均为暑热夹湿之征。以犀角白虎汤加味、温胆汤加味共奏清热凉血、息风祛湿之功，服药四剂诸症消失。

乙型脑炎多见于 10 岁以下儿童，及时进行乙型脑炎疫苗的接种是重要的预防手段，平时应注意防蚊灭蚊，出现症状后及时就医。

暑痉二

◎ 屈自伸

付某，男，31 岁。

初诊

患者三伏炎热天气劳动伤暑，当晚头昏头痛，高热体温 40.3℃，出汗，心烦，口渴喜饮，胸闷欲吐，肢倦无力。次日神志昏沉，阵发性抽搐 2～3 分钟缓解，二便失禁。诊查时，高热 40.1℃，神志轻度昏迷，不时手足拘挛，心肺无特殊发现，皮肤稍干燥，苔黄少津，舌质淡红，脉滑数。查白细胞 8400/mm^3，中性粒细胞 82%，淋巴细胞 18%。

西医诊断：中暑。

中医辨证：暑热重病，热盛动风，惊厥之候。即暑厥证。

治法：清热解暑，息风开窍。

处方：生石膏 62 克，知母 31 克，金银花 31 克，连翘 18 克，钩藤 18 克，僵蚕 12 克，犀角粉 4.5 克（兑服），寒水石 31 克，九节菖蒲 6 克，郁金 12 克，六一散 18 克。2 剂。另服局方至宝丹每次 1 粒，日 3 次。

二诊

病情显著好转，惊风已止，神清合作，苔薄黄少津，脉静身凉，拟以生脉散及沙参麦门冬汤加减，连服 3 剂，病已基本痊愈。

【编者按】

《明医杂著·暑病》曰："夏至日后病热为暑……其为症，汗，烦则喘喝，静则多言，身热而烦，心痛，大渴引饮，头疼自汗，倦怠少气，或下血、发黄、生斑，甚者火热致金不能平木，搐搦，不省人事。"《医学传灯·暑厥》云："夏月猝然僵仆，昏不知人，谓之暑厥。"

三伏天乃夏季最是暑盛之时，该男子因劳动暴露于炎日之下而感暑热。暑热炽盛，上蒸头目，故高热、头昏头痛；暑热耗伤津气，故出汗、口渴、肢倦乏力、皮肤稍干；热扰于胃，胃失和降，故胸闷欲吐；热入心营，故神昏；暑热亢盛，引动肝风，故抽搐。苔黄少津，舌质淡红，脉滑数，均是暑热重病表现。

《医学集成·中暑》曰："中暑属阳证，烦渴尿赤，白虎汤，加花粉、麦冬、滑石、竹心、车前。"明代医家王纶认为"治暑之法，清心、利小便最好"。所以暑痉仍是以清热解暑、利尿生津为基本原则，故该病患方用白虎汤合六一散。白虎汤乃清气分实热，生津除烦之不二佳品；六一散出自《黄帝素问宣明论方》，以滑石、甘草清暑利湿，引暑热从小便而去；加金银花、连翘、寒水石、水牛角、郁金清心解暑，菖蒲、郁金、钩藤、僵蚕芳香开窍，息风止痉。症状好转后以益气养阴法收功。

临证传真

【作者简介】

　　屈自申（1928—？）男，汉族，四川省岳池县人，重庆市名老中医，1947年师从罗西北，擅长中医内科及老年病。对"善治者治皮毛"与汗法颇有研究，撰有文章12篇。

暑痉三

◎ 屈自申

　　李某，男，2岁6个月。

初诊

　　患者高热5天，伴有呕吐，神志昏迷，不时颈强抽搐，甚至角弓反张。瞳孔大小不等，温度40.2℃，脑膜刺激征阳性。查白细胞 15000～21000/mm³，中性粒细胞78%～90%，潘氏试验阳性，白细胞80个。苔薄黄少津，脉浮数。

　　西医诊断：流行性乙型脑炎。

　　中医辨证：暑热毒邪热入营分，逆传心包之候。

　　治法：清热息风，芳香开窍。

　　处方：金银花24克，连翘9克，生石膏60克，知母9克，竹茹9克，石菖蒲3克，郁金6克，粉丹皮9克，大青叶24克，芦根31克，甘草3克。2剂，水煎服。另服安宫牛黄丸2粒，每粒分2次服，日4次。

二诊

　　药后烧热减退，脉静身凉，神志清楚，抽搐停止。继宗原方化裁2剂。

三诊

　　体温正常，一般情况尚好。仍以原方合沙参麦门冬汤加减，服2剂而愈。

【编者按】

惊厥对应中医惊风。小儿惊风是儿科急症,《东医宝鉴·小儿》说:"小儿疾之最危者,无越惊风之证。"惊风有八候:搐、搦、颤、掣、反、引、窜、视。八候出现,表明惊风已发;但惊风发作,未必八候俱现。惊风按发病急缓,病机虚实,寒热性质,可分为急惊风和慢惊风。《景岳全书·惊风》:"肝邪有余而风生热,热生痰,痰热客于心膈间,则风火相搏,故其形证急暴而痰火壮热者,是为急惊。此当先治其标,后治其本。"指出急惊风发病急骤,主要病机是热、痰、风相互影响,病性属阳属实;又云:"脾肺俱虚,肝邪无制,因而侮脾生风,无阳之证也。故其形气病气俱不足者,是为慢惊,此当专顾脾肾以救元气。"所以慢惊风发病缓慢,主要病机是阳气亏虚,寒气内生,土虚木乘,病性属阴属虚。

本案患儿高热伴抽搐,乃感染乙型脑炎病毒所致。中医辨证为暑热毒邪入营、逆传心包证。邪热炽盛,故高热不退;热陷心包,故神志昏迷;邪陷肝经,肝风内动,故颈强抽搐、角弓反张,苔薄黄少津,脉浮数为暑热毒邪热入营分,逆传心包之候。急用安宫牛黄丸清热解毒,开心窍之闭,方药以金银花、连翘、生石膏、知母、清气透热;菖蒲芳香开窍;竹茹、芦根清热止呕生津;粉丹皮、郁金、大青叶凉血;甘草和中。服后热退脉静身凉,续以沙参麦冬汤甘寒生津调理而愈。

痿病（流行性乙型脑膜炎）

◎ 卿汝贤

彭某,男,4岁。

1976 年 11 月 20 日,患儿父亲来信,说他的儿子患"乙型脑炎"经抢救脱险,但留下后遗症,经多方医治无效,特来信求治。症状:神志不太清楚,不能说话(听觉正常,听得出声音),左手指头不活动(痉挛),不能站立走路,阵阵喉间痰鸣,烦躁,食欲不振。

此病原属中医"暑温"范畴，虽经抢救转危为安，但据上述症状，乃是风热未尽，痰迷心窍。

治则：清热息风，化痰开窍。

处方一：金银花四钱、连翘三钱、钩藤五钱、僵蚕三钱、黄连二钱、薄荷二钱、牛蒡子二钱、蝉蜕三钱、天麻三钱、玉竹三钱、玄参五钱、甘草二钱、水竹茹五钱、朱砂一钱半（冲服）。

处方二：茯苓五钱、京半夏三钱、陈皮三钱、钩藤五钱、胆南星三钱、僵蚕三钱、黄连二钱、怀山药五钱、石菖蒲十二钱、酸枣仁三钱、远志二钱、甘草二钱。

服法：一方先服，二方后服，两方交替服用。

11月25日寄去以上两方，他于12月14日来信告知，他在11月29日接信后，照上两方配齐药物，服用两方共十余剂后症状大有好转，已经完全能说话了，神志清楚，反应力与生病前一样，并可以走几步路了，余下只有不想吃东西，流口水，走路无力。回信告知上二方再进几剂，酌加调理脾胃和滋补气血之品。1977年2月13日来信知"乙型脑炎"后遗症已经基本痊愈。

【编者按】

流行性乙型脑炎是由乙型脑炎病毒引起的中枢神经系统急性传染病，经蚊传播，多见于10岁以下儿童。该病以起病急，以高热、意识障碍、抽搐等为临床表现，重症病例可留有神经系统后遗症，研究表明我国乙型脑炎患儿出现神经系统后遗症的发病率约为36%，西医学尚缺乏特效疗法。本病以温病卫气营血辨证思路诊治，认为感受暑温邪毒为主要病因。

本案患儿经多方治疗仍有神志不清、痉挛等症状，病属痿病范畴。《医宗金鉴·痿病总括》曰："五痿皆因肺热生，阳明无病不能成。"肺中热邪逆传心包，痰浊蒙蔽心窍，故神志不清、烦躁；心开窍于舌，痰阻舌根，故不能说话；痰阻经络，故手指痉挛、难以站立；中脘停痰，故食欲不振；风热夹痰上扰，阻滞气道，故喉间痰鸣。治疗以清热息风、化痰开窍为法，处方一以银翘散加减，银、翘、蒡、薄、蝉，清热解毒，疏散风热，利咽开音；钩藤平肝息风；黄连、朱砂、甘草清心营之热；天麻、僵蚕祛风通络，化经络之痰；竹茹清胃化痰，止呕除烦；玄参、玉竹滋阴清肺，以养肝阴、润肺燥。处方二用涤痰汤加减，苓、夏、陈、连、胆星清热化痰，菖蒲、远志化痰开窍，僵蚕、钩藤息风化痰、疏散风热，酸枣仁、山药补养肝脾，使祛邪不伤气血。服用十余剂诸症好转，只余纳差、流涎、四肢无力，此乃肺中实热已清，脾胃虚弱之象显露之故，调和脾胃、自补气血、扶正善后，病愈。

伏暑

案一

◎ 卿汝贤

陶某，男，33 岁，干部。1978 年 9 月 11 日应诊。

患者自述头昏痛，沉重，四肢酸困，发热，汗出，昼轻夜重，口干，纳差，尿黄，大便不畅，时干时稀，舌质红，苔灰色，脉浮数兼弦。

辨证：暑湿化火，热邪伤阴。

治则：清热解毒养阴。

处方：金银花 24 克，连翘 15 克，玄参 31 克，牛蒡子 12 克，桔梗 12 克，牡丹皮 12 克，麦冬 15 克，薄荷 12 克，厚朴 15 克，栀子 12 克，石膏 45 克，山楂 30 克，芦根 45 克，甘草 9 克，黄连 9 克。4 剂，煎服，一日三次。

4 剂后，灰苔退尽，脉象转正，诸症消失而愈。

按：伏暑多系感受湿邪病毒，发病以外感症状兼有暑湿见证为特征。本案用银翘散加减而获效。

【编者按】

《素问·生气通天论》："夏伤于暑，秋必痎疟。"与伏暑近似。李梴在《医学入门·外感》对伏暑进行了详细的论述："伏暑即冒暑久而藏伏三焦肠胃之间。热伤气而不伤形，旬日莫觉，变出寒热不定，霍乱吐泻，膨胀中满，疟痢烦渴，腹痛下血等症。"《通俗伤寒论·伏暑伤寒》曰："夏伤于暑，被湿所遏而蕴伏，至深秋霜降及立冬前后，为外寒搏动而触发。"总之，伏暑是发于秋冬季节的一种急性热病，病因多为暑热或暑湿病邪，起势急骤，病势较重，常见气分、营分病变，但发病之初必兼有卫分表邪见证。

本例发于秋季，暑湿内蕴，故见头昏痛，沉重，四肢酸困；暑热外发，故发热、汗出；湿为阴邪，旺于阴分，暮夜正邪交争剧烈，故热势昼轻夜重；暑热化火伤阴，故口干、尿黄；大便不畅，时硬时溏，乃湿热搏结在里，腑气不通；舌质红，苔灰色，脉浮数兼弦，乃暑热伤阴兼有湿邪，卫气同病之征。邪在表，故以银翘散加减，银、翘、蒡、薄、桔疏解表邪，透热外达，清利头目。方中石膏、芦根、竹茹清泄暑热；黄连、栀子清热燥湿，兼清心火；玄参、牡丹皮、麦冬滋阴清火，合连、栀以防暑邪内犯营血；厚朴燥湿行气，又与黄连共除大肠湿热；山楂、甘草健脾消食，益气调中。

案二

◎ 卿汝贤

张某，男，71 岁，退休工人。1978 年 8 月 29 日应诊。

患者自觉头昏乏力，酸困。发热出汗，心跳，口渴，纳差，尿黄，舌质红，舌苔灰色，脉浮数。

辨证：暑湿化火，里热伤阴。

治则：先宜清热解毒养阴，方药用银翘散加减。

处方：金银花 30 克，连翘 12 克，玄参 30 克，栀子 12 克，薄荷 12 克，麦冬 15 克，白芍 15 克，山楂 30 克，桔梗 12 克，黄连 9 克，芦根 30 克，甘草 9 克，牡丹皮 12 克，石膏 45 克。4 剂，煎服，一日三次。

服四剂后，症状稍减，舌苔稍退，宜养阴清热，改方养阴汤加减。

处方：沙参 30 克，山楂 24 克，天冬 15 克，神曲 24 克，麦冬 15 克，蚕沙 30 克，何首乌 24 克，玄参 30 克，菊花 15 克，白芍 15 克，栀子 15 克，法半夏 18 克，茯苓 18 克，芦根 30 克。6 剂，煎服一日三次。

服 6 剂灰苔退尽，脉象转正，诸证消失而病愈。

按：此例患者年纪大，体虚，先清热解毒兼养阴，后以养阴为主兼清热解毒，共服 10 剂中药，方药合拍，投之有效。

【编者按】

《医原·湿气论》："伏暑及伏暑晚发，较春夏温病来势稍缓，而病实重。初起微寒发热，午后较重，状似疟疾，而不分明；继而但热不寒，热甚于夜，天明得汗，身热稍退，而胸腹之热不除……推此病之由，总缘阴虚之质，夏月汗多伤液，内舍空虚，阳浮于外，暑湿合邪，深踞膜原，夏月伏阴在内，阳邪处于阴所，相安无事，然虽暂无患，必有焦烦、少寐、饮食少纳、面少华色之象，秋来阳气渐敛，邪与正争而病作矣。初起邪在气分，必须分别湿多热多，尤须知此病从阴虚而得，邪热一传阴分，即当以育阴养液托邪为第一义。"这段话指出伏暑初起多有表证，应分别湿多热多，即辨邪在气分或营分，另外暑热内伏必伤阴液，治疗上应注意育阴增液。

本案患者为内有暑湿，外有表邪。暑热内盛，故出汗、口渴、尿黄；湿邪困脾，清阳不升，故头昏乏力、酸困、纳差；舌质红，舌苔灰色，脉浮数均为暑湿化火伤阴、外有表邪之征。方用银翘散加减辛凉透泄，疏解表邪，兼顾养阴。患者年老体弱，外感热证见心跳心悸，说明其人本有心虚，经热邪伤阴后极易内传营血，若不加干预有可能出现神志异常或痉厥。四剂后诸症减轻，舌苔稍退为暑湿退去，阴伤减轻之象，当减轻辛凉、苦寒清热药，以养阴为主，清热为辅，故用养阴汤加减，服用六剂而病愈。方中沙参、玄参、二冬、白芍、何首乌六药，滋养阴血；菊花平抑肝阳；栀子清心肝之热；老人脾胃多虚弱，过服滋阴寒凉，易生内湿，故用山楂、建曲健脾消食，以化水谷；茯苓健脾、芦根生津，二者共利水湿，以防滋腻碍脾；半夏、蚕沙辛温，化湿和胃，又能通经活络，使津液得以运化输布，与前药刚柔相济，防止老人伤津转筋。

案三

◎ 游志超

吴某，男，3 岁。

1976 年 9 月 12 日初诊

每天午后发高烧，入夜更剧，39.8℃以上，天明稍减。口臭，心烦，小便黄，大便 4 日未解。苔黄厚腻，脉浮数。

辨证：暑邪内伏，热郁在里，食停胃肠。

治则：辛凉解表，兼消食积。

处方：葛根 9 克，栀子 6 克，大黄 3 克，玄明粉 6 克，青蒿 9 克，淡豆豉 9 克，金银花 6 克，淡竹叶 6 克，黄芩 6 克，连翘 6 克，香薷 6 克，芦根 15 克，葎草 15 克，板蓝根 15 克。服 2 剂。

9 月 14 日二诊（其母代诉）

服药后大便二次，烧退至 38.1℃，但流浊涕，仍心烦。由于余热未尽，仍以解表清热之剂再进。

处方：石斛 9 克，黄芩 6 克，栀子 6 克，连翘 6 克，生地黄 9 克，香薷 6 克，知母 6 克，淡竹叶 6 克，金银花 6 克，芦根 15 克，灯心草 3 克，葎草 15 克，竹叶卷心 3 克，板蓝根 9 克。服 2 剂。

9 月 16 日三诊（其母代诉）

服药后热退（37℃），烦躁亦平，小便色淡，食欲大增。再以养胃生津之剂善后，6剂而愈。

【原按】

伏暑初起恶寒身热，无汗，头痛，身痛，与一般感冒症状相似，不同的是伏暑午后热势较重，入暮更剧，天明则诸症稍缓。抓住这个关键，结合脉象、舌象，辨证施治，此病可迎刃而解。

【编者按】

《伤寒指掌·少阳新法》："冬月伏寒，夏月伏暑，再感新邪而发者是也。"一般认为伏暑必有新感引动，治疗常用表里双解法，卫气两清，或气营两清。《医述·暑》曰："其候也，脉色必滞，口舌必腻，或有微寒，或单发热，热时脘痞气室，渴闷烦冤，每至午后则甚，入暮更剧，热至天明得汗，则诸恙稍缓，日日如是。"因此，抓住伏暑多夹湿，午后发热，夜间加重的特点，则不难诊断。

本案患儿午后高热，入夜更剧，天明稍减，乃伏暑发热；热郁在里故心烦，小便黄；食积肠胃，郁久化热，故口臭、大便未解、苔黄厚腻；脉浮数乃为暑邪内伏而外发，卫气共病之象。方用银翘散加减，辛凉解表，兼通腑泄热。初诊方中金银花、连翘、淡豆豉、葛根、青蒿辛凉疏透；淡竹叶、栀子、芦根清热除烦；大黄、玄明粉泄热通腑，使热邪随燥结而下；黄芩、葎草、板蓝根清热解毒，其中葎草性寒，味甘、苦，除了能清热解毒，还可利尿通淋，消瘀散结（《全国中草药汇编》《中华本草》）；香薷芳化湿浊。二诊腑气通畅，乃去大黄、玄明粉，加用石斛、生地黄、知母以养阴增液，灯心草、竹叶卷心引心火从小便而解，至三诊诸症皆缓，以养胃生津而收全功。

【作者简介】

游志超，重庆市沙坪坝区双碑医院中医科老中医，1982年被评为重庆市名老中医，擅长妇科疾病，曾任沙坪坝区政协常委。

临证传真

秋燥

◎ 卿汝贤

何某，男，4 岁，住院号 57416。

8 月 29 日初诊

患儿父母代述，1977 年 8 月 15 日起发热，身上起红斑疹，住院十多天，经各种治疗无效。于 8 月 29 日中医会诊，患儿面红，咳嗽，口干，神志尚清，纳差，尿黄，便结，发热，摸之灼手，全身起红疹，胸腹背部较显，不突出皮肤，体温 39～41℃。查白细胞 4800～5400/mm³，中性粒细胞 36%～76%，淋巴细胞 25%～55%。小便（－），X 线透视，两肺纹理增粗。其余未见异常。舌苔黄厚中灰色，脉弦数。

西医诊断：上呼吸道感染、高热待查。

中医辨证：燥热内传，迫血妄行。

治则：清热解毒，清营化斑。

处方：金银花 12 克，连翘 9 克，牡丹皮 9 克，牛蒡子 9 克，蝉蜕 9 克，黄连 6 克，杏仁 9 克，苏叶 9 克，甘草 6 克，水竹茹 31 克，玄参 18 克，山楂 12 克，薄荷 12 克，葛根 24 克，荆芥 9 克，芦根 31 克，酒大黄 9 克，神曲 12 克，栀子 9 克。一剂，两小时服一次，水煎服。

8 月 30 日上午二诊

家长述服药 8 小时后热度下降至 36.5～37℃，解出大便两次。均为不消化食物及黏液便，斑疹渐退，脉象浮数，舌苔渐退，此乃是病势好转之征。照上方金银花、杏仁、神曲各加 3 克，另加枇杷叶 9 克，二剂煎服。

8 月 31 日病儿体温一直正常，开始进食，全身疹子退尽，脉象、舌苔正常，仅有时解泡沫样便，此乃是病儿高热时间较长，伤及脾胃，用调理脾胃之剂善后。

【编者按】

本案患儿病发于秋令，对于秋燥，《内经》早有"燥胜则干"的认识，至清代喻嘉言首创秋燥病名，并在《医门法律·燥》提出"燥金虽为秋令，虽属阴经，然异于寒湿，同于火热。"即燥邪仍属于火热范畴。《证治汇补·燥症》言燥邪"在外则皮肤皱揭，在上则咽鼻焦干，在中则水液衰少而烦渴，在下则肠胃枯涸，津不润而便难"。因此可见本案高热、咳嗽、口干、大便难等肺燥肠闭的症状。《医述·燥》曰："斑发于阳明，疹发于太阴。"本案患儿因肺失肃降，肠腑不通，燥邪化热，灼伤表络，血溢肌肤为斑疹。舌苔黄厚，是内有热结，见灰苔是阴液已伤。

对于燥证的治法，汪瑟庵说："燥证路径无多，故方法甚简。始用辛凉，继用甘凉，与温热相似。但温热传至中焦，间有当用寒苦者，燥证则惟喜柔润，最忌苦燥、断无用之之理矣。"这是对"燥者濡之"的补充和拓展。

初诊化用银翘散、清营汤。方中金银花、连翘清热解毒，透热转气；《医方考·斑疹门》："斑之为患，热药治之则血溢而益盛，寒药治之则血凝而不散，惟辛凉之药为宜。"故用牛蒡子、荆芥、薄荷辛凉清解；苏叶、蝉蜕、葛根疏风透疹，八药合用以清透斑疹；酒大黄、栀子、竹茹、芦根清泻阳明，釜底抽薪，使邪有出路；营血通心，黄连、栀子又能直折心营火势；牡丹皮、玄参凉营透热，滋阴宁心；山楂、神曲、甘草和胃气。小儿脾胃脏气未充，以调脾胃之剂善后而能巩固疗效。

烂喉痧

案一

◎ 徐有玲

罗某，女，成人，住江北适中村。产后第二日恶寒、发热、头痛，前医用辛温解表法不应，更医认为血虚外感，用养血祛风药，病情加剧，壮热、烦躁、口渴、咽喉肿痛，全身出现鲜红色皮疹，因属亲戚关系，延余诊视，诊脉洪数，舌质红绛而干，苔黄，当时辨证为"烂喉痧"，属气、营两燔重症，用化斑汤化裁。

处方：生石膏一两，知母四钱，甘草二钱，玄参八钱，犀角一钱半（切片先煎），金银花五钱，连翘一两，黄芩四钱，牡丹皮三钱，赤芍五钱。

上方甫服一剂，热势顿挫，续用原方出入约十剂疹消热减，后续用滋阴清热之药，诸恙悉除，愈后全身有糠状脱屑，手掌足底有大片脱皮，至今健在。

【原按】

本病从临床表现可能为西医学的"猩红热"，产后应用了大量的清热解毒凉血之药而获愈。关于产后用药，尝见朱丹溪云："产后气血两虚，惟宜大补，虽有他证，以末治之。"（《丹溪心法》）其意谓血气随胎而去，必属大虚，故无论诸症，皆当以大补气血为先，其他皆属可缓。更俗有"产后宜温"之说。通过本例观察，个人体会到：产后用药，当合形、症、状三者细参，分别表里寒热虚实，方不至谬误。

【编者按】

清代以前对于烂喉痧明确记载，《金匮要略·百合狐惑阴阳毒》所载阳毒："阳毒之为病，面赤斑斑如锦纹，咽喉痛，唾脓血。"与本病有相似之处。《诸病源候论·时气候》曰："若病身重腰脊痛，烦闷，面赤斑出，咽喉痛，或下利狂走。"并指出该病具有传染性。至清代《临证指南医案·疫门》记载了"喉痛，丹疹，舌如朱，神躁暮昏"的病案，与本病酷似。据文献记载，该病有"丹痧""喉痧""疫喉痧"等名称。关于烂喉痧的病机，《疫痧草·辨论疫毒感染》说："其人正气适亏，口鼻吸受其毒而发者为感发；家有疫痧之人，吸受病人之毒而发者为传染。所自虽殊，其毒则一也。"指出本病的发病乃正气内亏，外感温热时毒所致。咽喉肿痛糜烂、肌肤丹痧密布、杨梅舌均为本病重要的临床特征。临床上须与白喉、麻疹鉴别：白喉虽有咽痛，但还会出现喉部白色伪膜，揩之不去，且不触诊；麻疹虽有高热、皮疹、咽肿，但无咽部糜烂、出黏液，皮疹之间肤色不变，不似烂喉痧有皮肤潮红。

本案病人病属烂喉痧，为气营两燔重证。气分热盛，故壮热、烦躁、口渴；热毒结聚咽喉，故咽喉肿痛；热毒内扰营血，外窜血络，故见全身鲜红色皮疹。舌质红绛而干，苔黄，脉洪数均为气营两燔之象，治之以清热解毒，凉血养阴，《素问·至真要大论》云："热淫于内，治以咸寒，佐以苦甘。"故方用《温病条辨》化斑汤合清营汤加减化裁。方中生石膏、知母、甘草乃白虎汤主药，清气分热；犀角、黄连、金银花、连翘清热解毒，犀角、黄连、连翘还能透热转气，使营分之毒外散；玄参、牡丹皮、赤芍清热凉营，凉血散血，以防热邪耗血动血。毒去阴伤，至疹退以滋阴清热法善后。

案二

◎ 卿汝贤

张某，男，15 岁，学生，住院号 54648。

患者头昏，身软，口干苦，尿黄，咽喉痛，发热两天。在某医院诊断为上呼吸道感染并扁桃体肿大，给予青霉素长效磺胺、土霉素等治疗未见好转，断续发现面、颈及躯干出现充血性疹子，于 1976 年 6 月 7 日来我院，急诊以"猩红热"收住入院。患者曾患过肠炎，今年 4 月患过肺炎痊愈，余无特殊史。诊查：面、颈及躯干充血性皮疹，躯干尤甚压之退色，睑结膜充血，口腔及咽喉极度充血，扁桃体 Ⅱ 度肿大，右侧有灰白色黏液性分泌物，右颈淋巴结肿大，左肺呼吸音增粗，右肺呼吸音稍低，心律齐，心率 102 次 / 分，心尖搏动明显，肝于肋下触及 1cm 左右，体温 38.4℃，化验：白细胞 11700/mm³，中性粒细胞 60%，淋巴细胞 26%，嗜酸性粒细胞 14%，小便（－）。住院两天经青霉素、四环素及对症治疗等无效，复请中医会诊。症状及体征同前，舌苔淡黄，呈典型杨梅舌，脉弦数。

辨证：烂喉痧，证属疫邪化火、内传营血。

治疗：清营泄热解毒，选方银翘散加减。

处方：金银花五钱，连翘四钱，牡丹皮四钱，玄参一两，射干五钱，赤芍三钱，薄荷四钱，板蓝根六钱，栀子四钱，山豆根四钱，黄连二钱，车前子三钱，石膏一两，紫花地丁一两，甘草三钱，芦根一两，紫雪丹（5 分）1 支 / 次（三支）。

服一剂后疹子未见发展，服二剂后热降疹子逐退，服至六剂痊愈。化验：白细胞 3300/mm³，中性粒细胞 50%，淋巴细胞 50%。住院五天出院。

【原按】

烂喉痧（猩红热）属温毒范畴。由于外感时疫，蕴结肺胃，上熏咽喉，致使局部红肿溃烂，外透肌肤，则发红疹，疫邪化火，内侵营血，则发生神昏痉厥。治法宜以清营泄热解毒为主。我每遇此病，均投上方加减而奏效。

【编者按】

猩红热，中医学常参考"烂喉痧"进行辨证治疗。《疫喉浅论·疫喉痧论治》云："疫喉痧治法全重乎清也，而始终法程不离乎清透、清化、清凉攻下、清热育阴之旨也。"提出治疗该病应注意清法的应用，或辛凉清透，或清热解毒、苦寒攻下，或清营凉血。《吴医汇讲·烂喉丹痧治宜论》曰："斯时虽咽痛烦渴，先须解表透达为宜；即或宜兼清散，总以散字为重，所谓火郁发之也。苟漫用寒凉，则外益闭而内火益焰，咽痛愈剧，溃腐日甚矣。"强调了透散热邪的重要性，以及过用寒凉、冰伏其邪的危害。后世丁甘仁据此提出"丹痧有汗则生，无汗则死"，临证治之"畅汗"为要。

此案初诊辨为疫邪化火，内传营血证。疫邪化火上壅，故出现发热、咽痛、睑结膜充血，口腔及咽喉极度充血等一派热毒之象；营血热盛，故见充血性皮疹；杨梅舌为猩红热的特征之一，是热燔营血之象。予清营泄热，透表解毒，选用银翘散加减。初诊方中金银花、连翘、薄荷辛凉清透；石膏轻宣透热，解肺中郁火，则百脉得清，血络得静；玄参、牡丹皮、赤芍凉营养阴、凉血散血；射干、山豆根、板蓝根解毒利咽；栀子、黄连、紫花地丁清热解毒；芦根甘寒生津，合车前子清热利尿，使热邪从小便出；甘草调和诸药。热入营血，易扰心营，出现神昏痉厥，所以加紫雪丹清心凉营。诸药用之而效若桴鼓。

案三

◎ 许彦白

张某，女，3 岁 7 个月，住石灰市二十八号。

发热三天，体温 38℃，皮肤红，有细小红疹，压之退色，有时疹点融合成线状。喉痛，舌红烂，有刺，舌苔黄，脉浮数。

西医诊断：猩红热

中医诊断：烂喉痧，证属疫毒郁于肌腠。

治法：清凉透达，清热解毒。

处方：炒栀子二钱，牛蒡子二钱，金银花三钱，水黄连二钱，竹叶三钱，苇根六钱，紫花地丁五钱，玄参三钱，薄荷一钱，野菊花二钱。二剂，水煎服。

服后疹透烧退病减，次诊热已退，肤红亦消，惟舌红疹在，于原方中去牛蒡子、薄荷、水黄连，加麦冬、天花粉、白茅根以清热养阴，病遂愈。

【原按】

烂喉丹痧为小儿时期的传染病，它以发热出疹，喉痛肤红，舌红起刺，唇红起苍白圈为特点。其疫毒由口鼻吸入，蕴于肺胃，上蒸咽喉则喉痛，郁于肌肤，则出疹，热毒熏灼营血，疹色鲜红，舌红起刺，属本病之特点。当以辛凉透达、泻热解毒、凉血养阴为法。

【编者按】

本案患儿发热、肤起红疹、喉痛舌烂，是外感疫毒，热毒炽盛之征，辛凉投达、清热解毒是为正治，故用炒栀子、金银花、水黄连、紫花地丁清热解毒，其中栀子清三焦之热，与竹叶、苇根相伍导热从溺解；金银花尚有透邪外达之功，与薄荷、菊花、牛蒡子相配大能辛凉透邪，鼓邪于表解；水黄连又名黄脚鸡、硬杆水黄连，为毛茛科唐松草属植物短梗箭头唐松草，多产于重庆万州、茯苓及四川成都、温江等地，东北、华北、西北各地区亦有分布。赵学敏在《本草纲目拾遗》中载水黄连为"川中一种黄连，生于泽旁，周身有黄毛如狗脊毛状……颇细小"，具有清热利湿、泻火解毒之效。再加用凉血养阴之玄参，意在防热入营血，先安未受邪之地。

麻疹

案一

◎ 黄养民

周某，男，1岁。

初诊

1950年2月，患儿麻疹出，突然隐没，面色苍白，气憋，呼吸急促，故来就诊。

查体：发热40℃，四肢冷，面色苍白，口唇青紫，鼻翼煽动，呼吸困难，全身疹没，昏沉，气憋，舌质绛红，指纹青透命关。

诊断：风寒之邪外闭，麻毒内陷。

治疗：清宣透疹，解毒平喘，方选麻杏石甘汤加味。

处方：麻黄3克，杏仁6克，甘草3克，生石膏15克，蝉蜕9克，僵蚕9克，连翘9克。煎水喂服。外用西河柳60克、干浮萍60克熬水擦胸背四肢，使皮肤充血，麻邪随汗外透。

二诊

麻疹已透色紫，体温39℃，仍有喘气。继原方去蝉蜕、僵蚕，加牛蒡子、金银花各9克，以清热平喘解毒。

三诊

热降，神安，喘止，麻出齐后渐褪隐，指纹淡青退至风关，患者恢复期以益气清肃余邪，促其痊愈。

【原按】

《医宗金鉴》云："凡麻疹出贵透彻。"这例患儿麻疹正出，因受风寒之邪，肺气郁闭，麻毒内陷，壅遏肺络，以致疹没，呼吸急促，气憋难过。即以透疹，外擦西河柳浮萍，促进皮肤血液循环而闭开汗出，使麻邪外透，继以清热平喘解毒，调治痊愈。

【编者按】

麻疹是一种急性出疹性时行疾病，为古代儿科四大要证之一。以发热、咳嗽、流涕、眼泪汪汪、全身布发红色斑丘疹、早期口腔两颊黏膜出现麻疹黏膜斑为特征。元代的《世医得效方》中首次记载了"麻疹"的病名。明代张介宾在《景岳全书·麻疹》中写道："疹子只怕不能得出，若出尽则毒便解。故治疹者，于发热之时，当察时令寒暄，酌而治之。如时证大寒，以桂枝葛根汤，或麻黄汤发之。时证大热，以升麻葛根汤，或合人参白虎汤发之……疹已出而复没者，乃风寒所逼而然，若不早治，毒必内攻，以致痒而死。"张氏提出了麻疹以"外透为顺，内传为逆"的观点，并指出治麻应以透邪为要。《医学集成·麻疹》曰："凡人咳嗽喷嚏，面肿腮赤，眼泪鼻涕，呵欠闷烦，乍凉乍热，手足稍冷，恶心呕吐，即为麻疹之候。主治之法，初宜解散，次宜养阴清火，始终忌用燥药。"描述了麻疹患者可出现咳嗽、流泪等症状并提出麻疹治法宜取辛凉清透。本案患儿因风寒外闭，故疹隐；麻毒内陷，壅遏肺络，故高热、鼻翼煽动、呼吸困难；热毒内郁，阳气不能外达，故四肢冷、面色白；肺气闭阻，血流瘀滞，故口唇青紫；舌质绛红，指纹青透命关均为麻毒内盛、危机之候。《医宗金鉴·喘急》曰："喘为恶候，麻疹尤忌之，如初出未透，无汗喘急者，此表实怫郁其毒也，宜用麻杏石甘汤发之。"故治疗以麻杏石甘汤加味清宣透疹、解毒平喘，并外擦西河柳、浮萍，促进皮肤血液循环而闭开汗出，以助麻邪外透。

二诊麻疹已透，去搜风之虫药，改用较平和的牛蒡子、金银花，继续透热；三诊渐愈，初期用药辛凉轻清，恢复期注意扶助正气，全程无苦寒、温燥之过，而能速效。

【作者简介】

黄养民（1904—1986），男，湖北武昌人。重庆市名中医。出身中医世家，悉得乃父真传，后又拜妇科名医张金山为师，随师9年，深得张氏妇科真传，擅长妇科、儿科。抗日战争时参加抗日救护队，后到重庆北碚区参与难民救护活动。新中国成立后带头组织北碚区中西医务人员成立北碚区医协会。1953年组织成立北碚区朝阳联合诊所（北碚区中医院前身），任该院副主任、副院长。多次当选为市、区人民代表、政协委员。撰有40余篇论著，约20万字。

案二

◎ 黄养民

刘某，男，2岁。

初诊

1946年2月，患儿出麻疹，疹色紫，渐变焦黑，口鼻出血，神志昏沉，即到某医院门诊部治疗，认为系出血性麻疹，合并脑症状，病危急找我治疗。

查体：面颊、胸背麻疹密集，疹色焦黑，发热40℃，神昏，目斜视，口鼻有血丝，唇焦紫，舌绛干燥起刺，指纹青紫透气关，脉疾。

诊断：热邪炽盛，麻毒窜入营血，内陷心包，是麻疹逆险之症。

治疗：清营凉血，醒脑解毒，生津养液，方选犀角地黄汤加味。

药用：犀角6克磨汁分冲，生地黄30克，牡丹皮15克，连翘15克，金银花30克，赤芍9克，紫草15克，鲜茅根汁60毫升分冲，鲜竹叶心100根，另用安宫牛黄丸1粒分冲。1小时喂药1次，日夜喂服。

二诊

午夜后，病儿睁眼啼哭。清晨找我复诊，疹色有点活润，舌绛仍干燥，继用原方加麦冬15克，玄参15克，以滋阴救液。

三诊

体温渐降，神志清醒，口干思饮，大便色酱，余毒仍重。原方去安宫牛黄丸、鲜竹叶心，鲜茅根汁，加天花粉 9 克。

四诊

热退净，疹渐隐褪，留有紫黑疹痕，舌质红润有白薄苔，患者恢复期，以滋阴养血和中善其后，促其痊愈。现年 32 岁，在自贡某厂工作。

【编者按】

《景岳全书·麻疹》言麻疹疹色："若黑色者，则热毒尤甚，而十死一生之证，此尤不可不明察之而混为施治也。"又道："色有赤白微黄不同，只要红活，最嫌黑陷，及面目胸腹稠密，缠锁咽喉者为逆。"

本案患儿面颊、胸背麻疹密集，疹色焦黑，提示次为麻疹逆险之症。热邪炽盛，扰乱神明，故高热神昏；麻毒入营动血，血热焦灼，故见疹点密集、色焦黑；唇焦紫，舌绛干燥起刺，指纹青紫透气关，脉疾，均提示此乃热邪炽盛，麻毒窜入营血，内陷心包之候。急救以清营凉血，醒脑解毒，生津养液法，方选犀角地黄汤加味。方中犀角地黄汤清营凉血解毒，金银花、连翘清凉疏散透；紫草凉血解毒、透疹；鲜茅根汁、鲜竹叶心清心养阴。另用安宫牛黄丸急开心窍，当日药后患儿啼哭乃神志恢复之征。《医宗金鉴·麻疹主治大法》云："麻疹属阳热，甚则阴分受伤，血为所耗，故没后须以养血为主，可保万全。"指出麻疹后期阴损血耗，应滋阴养血善后。翌日，患儿疹色由黑转活润，为热去之象；舌绛而燥，为阴伤之证，遵前治疗原则，在麦冬、玄参以滋阴液。三诊表邪已解，但肠中余毒未尽，故去寒凉，而加天花粉清胃排脓。在后续调方用药中注重养阴养血药的应用，而收痊愈之功。

痢疾

◎ 屈自伸

陈某，男，22 岁。

初诊

发热重，微恶风，腹痛肠鸣，大便脓血，里急后重，日夜二三十次，已 3 天，今口干喜饮，时烦及谵语，恶心欲吐，时而抽搐，肢端冷，头痛，高热无汗。体温 40.5℃，心肺无异常发现，腹平坦、软，肝脾未扪及，左下腹部有压痛，无反跳痛。舌质淡红，苔黄垢，脉濡数。查大便有脓血，黏液，红细胞（++），脓细胞（+++），巨噬细胞少。

西医诊断：中毒型痢疾。

中医辨证：湿热疫毒下痢。

治则：清热解毒，凉血息风，佐以调气行血之品。

处方：葛根 18 克，黄芩 12 克，黄连 6 克，广木香 9 克，槟榔 12 克，当归 12 克，赤芍 15 克，白芍 15 克，牡丹皮 12 克，白头翁 18 克，黄柏 9 克，忍冬藤 31 克，马齿苋 31 克。连服 2 剂。另服紫雪丹每次 1 粒，日 3 次。

二诊

药后烧退，惊厥停止。证治同前，原方加大蒜 2 枚，服用 2 剂。

三诊

病情显著好转，临床症状近于消失，复查大便正常。仍宗上方加减，连服 3 剂而愈。

临证传真

· 241 ·

【编者按】

暑温与疫毒痢发病季节相似，均起病急，可出现高热、神昏、惊厥症状。但疫毒痢具有传染性，患者大便培养可见痢疾杆菌，不难鉴别。

初时湿热熏蒸于内，郁遏阳气，卫郁不出，故发热而微恶风；疫毒熏灼肠道，迫血妄行，故便脓血；湿热阻滞胃肠气机，故上有腹痛、呕恶，下有里急后重。患者迁延未治，湿热毒盛于里，伤津耗液，故高热、口干喜饮；毒邪上扰清窍则头痛；毒邪内扰，阻绝阳气，热深厥深，则高热、无汗、肢冷、烦躁、谵语；暴泻伤津耗血，筋脉失养，更兼热毒不解，热盛动风，故时而抽搐；舌质淡红，苔黄垢，脉濡数，皆为湿热疫毒内盛之征。

方用葛根黄芩黄连汤合白头翁汤合芍药汤加减，共奏清热解毒、行气活血、凉血息风之效。二诊热退，惊厥止，但湿热疫毒未去，以原方加大蒜治疗。《济生方》言："大蒜、黄连，治肠毒下血。"现代药理学研究表明大蒜具有广谱的灭菌和消炎作用，对痢疾具有治疗作用，故三诊复查大便正常。

《千金要方》说："（凡痢病患）所食诸食，皆须大熟烂为佳，亦不得伤饱，此将息之大经也，若将息失所，圣人不救也。"提出了痢疾患者的饮食注意事项，应当以清淡易消化为主，扶助脾气。

痉病

案一

◎ 张震鼎

周某，初生婴儿。

分娩时，未按新法接生，剪刀未经消毒，以致剪脐带后，风邪由伤口传入而发病。口噤唇紧，面带苦笑容，项强，四肢间歇性抽搐，有时角弓反张，不吸乳，唇口干燥，舌质干红无津。体温正常。

辨证：阴虚风动。

治法：养阴生津，润燥，凉肝息风。

方药：复脉汤合羚羊钩藤汤加减。

金银花9克，生石决明9克，龙胆草2克，天麻6克，钩藤9克，全蝎3克，蜈蚣1条，党参6克，生地黄9克，麦冬9克，白术9克，甘草3克，火麻仁6克，玄参9克，鲜石斛9克。水煎服，每次服三四匙，每隔一小时服一次。

上方服2剂后，口噤缓解，抽搐项强减轻1/3，角弓反张消失，舌干轻润。服4剂后，舌转淡红，津液大部恢复，口噤已解，抽搐大减，项强变软。服6剂后，舌苔转正常，抽搐停止而愈。

【编者按】

破伤风是指先有破伤，风毒之邪由创口侵入而引起惊风的一种疾病。破伤风病名首见于宋代《太平圣惠方·治破伤风诸方》，书中道："夫刀箭所伤，针疮灸烙，蹉折筋骨，痈肿疮痍，或新有损伤，或久患疮口未合，不能畏慎。"指明破伤风的病因是伤口护理不慎，外感邪风。《医学正传·破伤风》："《内经》曰：风者百病之始也，清净则腠理闭拒，虽有大风苛毒，而弗能为害也。若夫破伤风证，因事击破皮肉，往往视为寻常，殊不知风邪乘虚而客袭之，渐至变为恶候。"肝主藏血，在体合筋，风邪入里传肝，如果肝血不调，不能滋养筋脉，就会出现筋脉濡润失常的病变，此属外风引动内风。本病有一定潜伏期，潜伏期越短，病情越严重，预后越差。发作时，典型症状是肌肉强直性痉挛并阵发性抽搐，以至面肌痉挛、张口困难，呈苦笑面容，颈项强直，甚则角弓反张、呼吸困难。《证治汇补》："破伤风由伤处着邪，传播经络，荣卫不得宣通，怫郁之气，遍行身体，热盛生风而成风象。"指出风毒乘皮肉伤处侵袭人体，风邪善行而数变，风为阳邪易化火，引动肝风后常见热象，因此治此病无论内外病因，皆应以凉润为主。前期急发，以息风止痉、清热解毒为要；后期调养，以养阴生津、疏通经络为则。

脐带污染所致破伤风，又称脐风。该新生儿所患脐风症见唇口干燥，舌质干红无津，为阴虚风动，肝阳上亢之征。法以养阴生津、润燥、凉肝息风，方以复脉汤合羚羊钩藤汤加减。方以生决明、龙胆草、钩藤清热平肝，急镇肝风；玄、地、冬、斛、麻仁滋阴养肝，濡润筋脉；天麻、全蝎、蜈蚣祛风通络，息风止痉而解毒；参、术、草益气和中，使凉肝不败胃，滋阴不碍脾。因病情危急且为新生儿，故采取少量频服法，另外在服药过程中应注意观察患儿症状体征的变化。

案二

◎ 屈自申

易某，女，24岁。

初诊

患者四肢挛急，手足搐搦反复发作年余，时作时止，甚则震颤与惊厥，出汗，表情痛苦，呻吟不止，躁动不安，神清，两腕部弯曲，两手指伸直向内，拇指贴近掌心，余四指内收。足趾强直，足底弯曲，无脑膜刺激征。白细胞总数 6700/mm^3，中性粒细胞 72%，淋巴细胞 26%，嗜酸性粒细胞 2%，血色素 62%，红细胞 3100000/mm^3，血钙 7mg/dL，舌淡红，苔白薄，脉弦细。

西医诊断：手足搐搦症（低钙）。

中医辨证：血虚生风，筋脉失养，手足挛急之候。

治则：养血息风，濡润筋脉，缓痉镇痛。

方药：黄芪 24 克，当归 12 克，生地黄 15 克，熟地黄 15 克，白芍 31 克，生甘草 6 克，炙甘草 6 克，炙鳖甲 24 克，龙骨 24 克，牡蛎 24 克，蜈蚣 1 条，木瓜 12 克，伸筋草 31 克。3 剂。

在发作时用针灸或以葡萄糖酸钙、溴化钙静脉注射，维丁胶性钙针肌注亦可。

二诊

药后抽筋已止，继宗前方增删，连服 1 周，随访病愈。

【编者按】

手足搐搦症是一种代谢失调所致的综合征，主要病因为血钙过低，神经肌肉兴奋性增高，从症状上可归于中医痉病范畴。《景岳全书·痉证》说："凡属阴虚血少之辈，不能养营筋脉，以致搐挛僵仆者，皆是此证……凡此之类，总属阴虚之证。"又有《医碥·抽搐》曰："搐搦者，搦谓十指频频开合，两拳紧捏也。证属风火，风火为阳邪，主动而不宁。其不为躁扰而为搐搦者，血枯筋急也。"指出抽搐发痉是外感火热之邪，或情志过激，内生肝火等，以至火热炽盛，耗灼阴津；或脾虚不运，津伤液脱，亡血失精，总之是引起筋脉失濡而致挛急发痉。本案女性患者四肢挛急，手足搐搦已有多年，病久气血亏耗，反复不愈。《素问》言："掌受血而能握，指受血而能摄。"肝血亏虚，风气内动，四肢失其濡养，故出现四肢挛急、手足搐搦、震颤、惊厥等症状，舌淡红，苔白薄，脉弦细，均为血虚生风之征。实验室检查提示缺钙，以西药制剂补钙治疗。中医治疗以养血息风、濡润筋脉、缓痉镇痛为法，以圣愈汤加减治疗。方中黄芪益气生血；当归、生地黄、熟地黄、白芍、炙鳖甲滋阴养血；龙骨、牡蛎平肝潜阳，潜镇安神，使血虚妄动之肝阳归位；蜈蚣息风止痉；木瓜、伸筋草在大队益气补血药的基础上，舒筋活络，祛风止痛，使气血运行周身；生炙甘草益中气。中西医结合，仅十余天，几年痼疾得愈。

中风

◎ 屈自申

刘某，男，61岁。

初诊

猝然昏倒，口眼㖞斜，右半身不遂，喉间痰鸣，舌强语謇难言，鼻息鼾声，二便失禁，惊厥二次，撒手，出汗，遗溺，有高血压病史7～8年，血压186/110mmHg，舌淡红，苔黄腻，脉弦滑。

西医诊断：脑出血。

中医辨证：中风中痰兼中脏。

治法：平肝息风，清热涤痰，芳香开窍。

方药：羚羊角粉3克（兑服），钩藤24克，白芍15克，法半夏12克，胆南星9克，远志4.5克，郁金12克，九节菖蒲4.5克，黄芩12克，全蝎3克。2剂。

另服至宝丹1粒，牛黄清心丸1粒，交叉服，每天各服2粒，共4次。

二诊

药后神志稍清，喉间痰鸣，及鼻鼾亦见减轻，余症与舌脉同前。继宗前方再进3剂。加服至宝丹及牛黄清心丸各1粒，日2次。

三诊

神志逐渐好转，呼之能点头示意，言语謇涩，痰鸣及鼾声较前改善，但口眼㖞斜及右半身瘫痪如故。二便失禁有进步。苔黄腻转薄，舌质淡红，脉弦缓，血压 170/98mmHg。

处方：羚羊角粉 1.8 克（兑服），钩藤 18 克，杭菊花 24 克，京半夏 9 克，远志 4.5 克，郁金 12 克，黄芩 12 克，地龙 12 克，全蝎 3 克，竹茹 62 克。连服 3 剂。

四诊

经治一周后神志清醒，对答不误，仍有语謇，喉间痰鸣消失，但口眼㖞斜及右半身呈弛缓性瘫痪无明显进步，血压较稳定，舌脉如前。服上方有效，继宗前方化裁。

方药：杭菊花 15 克，钩藤 15 克，白芍 24 克，京半夏 12 克，茯苓 12 克，牡蛎 31 克，牛膝 12 克，黄芩 12 克，地龙 12 克，豨莶草 31 克，海桐皮 24 克。3 剂。

继则配以针灸，并用补阳还五汤与五虎追风散加减，1 个月后能下床活动，口眼㖞斜显著好转，3 个月后门诊随访基本康复。右上肢留有后遗症活动不灵敏。

【编者按】

脑出血属于古代中风中脏腑范畴。《内经》时期尚未明确提出中风病名，但所记载的"偏枯""薄厥"等与中风出现昏仆症状相似，并于《灵枢·刺节真邪》言："虚邪偏客于身半，其入深，内居荣卫，荣卫稍衰，则真气去，邪气独留，发为偏枯。"提出偏枯因正气内虚，外有邪气留而不去所致。唐宋以后，中风病机则多认为是"内风"所致，如刘河间力主"肾水不足，心火暴甚"；李东垣认为"形盛气衰，本气自病"；朱丹溪主张"湿痰化热生风"；元代王履从病因学角度将中风病分为"真中""类中"；明代张景岳提出"非风"之说，提出"内伤积损"是导致本病的根本原因；李中梓又将中风病明确分为闭、脱二证，仍为现在临床所应用。

临床上，中风的鉴别首先是辨别中经络与中脏腑，以是否有神昏进行区别；次辨中脏腑之闭证、脱证。《证治汇补·中风》中描述了中脏腑的具体表现，即"中脏者，内滞九窍，故昏沉不语，唇缓痰壅，耳聋鼻塞，目合不开，大小便秘"。《医述·闭脱》记载了闭证与脱证的鉴别，即："切牙握手，治当疏通；脱证，手撒脾绝，眼合肝绝，口张心绝，声如鼾肺绝，遗尿肾绝，治当温补；间有寒痰壅塞，介乎闭、脱之间。"该患者出现猝然昏倒，不省人事，为中脏之征；先有痰鸣、惊厥等阳闭之象，后现手撒、汗出、二便失禁，为热盛正虚，正处闭、脱之间，为闭证欲转脱证之象。急当清热息风，防止疾病向脱证亡阳气绝转变。痰热内闭神窍，故猝然昏倒、二便失禁、撒手；肝风内动、痰邪阻络，故半身不遂、惊厥；舌为心之苗，痰热扰心，故舌强语謇难言；痰阻肺系，故喉间痰鸣、息鼾声；舌淡红，苔黄腻，脉弦滑为痰热内闭清窍、肝风内动之象。急以至宝丹、牛黄清心丸清新开窍、凉肝止痉，汤药用羚角钩藤汤合菖蒲郁金汤，以平肝息风，清热涤痰，芳香开窍为法治疗；二诊减少辛温燥痰之药，转用大剂竹茹清热化痰，以防温燥助热伤津；三诊加入补肝肾，强筋骨，祛风通络之品，以复行动能力。经过三次诊治神志转清，仅口眼㖞斜及右半身呈弛缓性瘫痪未见明显好转，配以针灸疏经通络，补阳还五汤与五虎追风散加减扶助正气、祛除余邪，后患者基本康复。

虫证

◎ 屈自申

李某，女，23岁。

初诊

阵发性右上腹部呈痉挛性绞痛，有"钻顶"感，放射至右肩部，辗转不安，呻吟不休，缓解时较好，并呕吐蛔虫，食则呕吐及痛较剧，出汗，四肢冷厥。舌淡，苔白薄，舌前面有红点，下唇内有少许白颗粒，面部有散在少许白斑，巩膜有蓝点。脉弦细缓。

西医诊断：胆道蛔虫病。

中医辨证：蛔上入膈，蛔厥。

治法：安蛔镇痛。先用针刺疗法；继用维生素 K_3 针 4 毫克加阿托品针 1 毫克肌注；乌梅丸 2 瓶，每次服二钱，日 3 次。

处方：柴胡 15 克，白芍 31 克，枳实 12 克，乌梅 31 克，广木香 9 克，川黄连 6 克，使君子 15 克，川楝皮 18 克，玄胡 12 克。连服 2 剂。白醋频服。

二诊

药后蛔痛显著好转，手足温和，能进少许食物，神气未复。苔白脉弦缓。仍以原方增减，继进 3 剂，随访诸症悉愈。

【原按】

惊是指抽搐。突然发现四肢抽搐，手足挛急，或头项强直，目瞪唇动，角弓反张等一类证候。俗称抽惊，或叫惊风证。厥是指昏厥。骤然昏到，不省人事，四肢厥冷，或手冷至肘，足冷至膝等一类证候。俗称昏厥，或叫厥证。惊厥分为有热惊厥和杂证惊厥两种。有热惊厥，五岁以下的小儿为多，由急性感染性炎症高热引起；杂证惊厥亦称无热惊厥，如老年中风，儿童或成人患手足搐搦症等。

【编者按】

蛔厥，因蛔虫感染而引起急性腹痛和四肢厥冷的病证。

《伤寒论·辨厥阴病脉证并治》曰："蛔厥者，其人当吐蛔。今病者静，而复时烦，此为脏寒。蛔上入其膈，故烦，须臾复止，得食而呕，又烦者，蛔闻食臭出，其人常自吐蛔。蛔厥者，乌梅丸主之。"指出蛔厥病因蛔虫内扰，蛔虫喜温恶寒的特点。《太平圣惠方·卷五十七》："诸虫依肠胃之间，若脏腑气实则不为害，若虚则能侵蚀，随其虫之变动，而成诸疾也。"表明当人体脾胃功能失调，或有全身发热性疾患时，蛔虫即易在腹中乱窜而引起多种病证。

　　该女性患者西医诊断明确，为胆道蛔虫病，中医病属蛔厥。其下唇内少许白颗粒，面部散在白斑点，巩膜蓝点，均为蛔虫病所见虫斑，较好辨认。先以针刺、药物肌注快速镇痛，缓解病患之痛；乌梅丸清上温下，安蛔止痛；汤药取四逆散、乌梅丸、香连丸等方意，以疏肝清热、安蛔止痛为法。虫得酸则伏，故予白醋频服。仅5剂药，诸症悉愈。